患者データ表で安心経営

歯科診療収入アップモデル

歯科会計の橋本会計 公認会計士・税理士 橋本 守

デンタルダイヤモンド社

はじめに

　平成18年に出版した「安心開業ハンドブック」(デンタルダイヤモンド社刊)から早、5年近く経過して歯科業界も大きな変化を迎えています。
　特に、診療収入に関して言えば保険収入、自費収入とも厳しい状況にあります。
　また、一方で新規開業数は従来とほぼ同水準を維持しており、そのことがさらに歯科業界の競争激化に拍車をかけております。
　私ども、橋本会計は平成8年の開業以来、歯科医院の新規開業など、現在まで約220医院の歯科のお客様の会計・税務のお手伝いをしてまいりました。
　そのなかで実際の診療収入の状況を分析するツールとして「患者データ表」を活用し、そのときどきの歯科経営にかかわる意思決定のアドバイスをさせていただきました。
　歯科医院の経営は様々な要素で成り立っているものなので、診療収入にのみ依存するわけではありません。しかし、診療収入の安定(診療収入の増加)なくしては歯科医師の先生方の目標とする歯科治療の継続も難しいものとなります。
　特に、昨今の経済不況の影響による低成長期にあっては、診療収入の減少が歯科経営に与える影響は大きいと言えます。
　このような状況のもとで、歯科医師の先生方ご自身が診療データを分析して、歯科医院経営にお役立ていただきたいという想いから執筆しましたのが、「歯科診療収入アップモデル」です。
　内容は実際に診療をしている歯科医師の先生方にご理解いただけるように、説明の方式では診療収入にかかわる個別要素(実日数、月回数、1回点数)を用いました。
　また、各項目をできるだけ診療収入の観点から説明するようにいた

しました。一部説明不足の部分もあるかと思いますが、拙書「安心開業ハンドブック」と併せてお読みいただくとご理解が進むと思います。

　今回の各種データは、橋本会計のお客様の患者データをもとに作成されたものが多数あります。改めて歯科会計のお客様にはこの場をお借りして、御礼を申し上げたいと思います。

平成22年10月1日

歯科会計の橋本会計
公認会計士・税理士　橋本　守
（税理士法人橋本会計）

目　次

第1章　患者データによる歯科経営対策
- 1-1　患者データ表 …………………………………………………………… 2
- 1-2　患者データ表の使い方（1） ………………………………………… 5
- 1-3　患者データ表の使い方（2） ………………………………………… 7
- 1-4　診療収入増加の仕組み ………………………………………………… 9
- 1-5　保険診療収入増加の過程 ……………………………………………… 12
- 1-6　患者数が増えているのに診療点数が上がらない …………………… 15
- 1-7　診療点数の減少対応 …………………………………………………… 17
- 1-8　診療収入が1回診療点数の減少により減っているとき …………… 19
- 1-9　診療収入が1回診療点数の増加により増えているとき …………… 21
- 1-10　実日数の減少により診療収入が減少しているとき ……………… 23
- 1-11　実日数の増加により診療収入が増加しているとき ……………… 25
- 1-12　自由診療収入の減少により診療収入が減少しているとき ……… 26
- 1-13　自由診療の増加により診療収入が増えているとき ……………… 28
- 1-14　診療日数の減少により診療収入が減少しているとき …………… 30
- 1-15　診療日数の増加により診療収入が増加しているとき …………… 32
- 1-16　月回数の減少により診療収入が減少しているとき ……………… 34
- 1-17　月回数の増加により診療収入が増加しているとき ……………… 36
- 1-18　3台目のユニットの導入時期 ……………………………………… 38
- 1-19　歯科医師の採用 ……………………………………………………… 40
- 1-20　安定経営への道 ……………………………………………………… 42

第2章　新規開業時の診療収入対策
- 2-1　新規開業と診療方針 …………………………………………………… 46
- 2-2　開業時の資金調達　～開業準備一番の難関～ ……………………… 48
- 2-3　新規患者は自然に増えるのか？ ……………………………………… 50
- 2-4　開業広告により開業3ヵ月で新規患者数確保へ …………………… 52
- 2-5　新聞チラシによる広告 ………………………………………………… 55
- 2-6　ポスティング …………………………………………………………… 57
- 2-7　内覧会 …………………………………………………………………… 58
- 2-8　開業後の口コミを広げるツール　～紹介カードの活用～ ………… 60
- 2-9　再初診対策　～開業6ヵ月目から1年目までの対応～ …………… 62
- 2-10　広告発信 ……………………………………………………………… 64
- 2-11　開業から3ヵ月の注意点 …………………………………………… 66
- 2-12　開業から6ヵ月の注意点 …………………………………………… 69
- 2-13　1日患者数と診療点数 ……………………………………………… 71
- 2-14　ユニット増設のタイミング ………………………………………… 73
- 2-15　歯科医師増員のタイミング ………………………………………… 76

第3章　診療収入からみた経営対策

- 3-1　1人点数と診療収入 …………………………………… 80
- 3-2　ホームページと診療収入 ……………………………… 83
- 3-3　医療法人化の決断と診療収入 ………………………… 85
- 3-4　運営形態と診療収入 …………………………………… 88
- 3-5　開業立地と診療収入 …………………………………… 89
- 3-6　診療収入と月回数 ……………………………………… 91
- 3-7　診療収入と実日数 ……………………………………… 93
- 3-8　診療収入と自由診療収入 ……………………………… 95
- 3-9　診療収入と診療材料・外注技工料 …………………… 97
- 3-10　診療収入と給与 ………………………………………… 99
- 3-11　診療収入と借入返済力 ………………………………… 101
- 3-12　借入返済額表 …………………………………………… 104
- 3-13　診療収入と手取資金 …………………………………… 106
- 3-14　診療収入と設備投資 …………………………………… 108
- 3-15　減価償却額表 …………………………………………… 109
- 3-16　最初の定期昇給 ………………………………………… 111
- 3-17　開業後最初の賞与 ……………………………………… 113
- 3-18　自医院の専門性をいかに出していくか ……………… 115
- 3-19　キャンセル対策 ………………………………………… 117
- 3-20　休診日の決定 …………………………………………… 119
- 3-21　ユニット選定 …………………………………………… 121
- 3-22　会計士・税理士の選択 ………………………………… 123
- 3-23　窓口会計と診療収入 …………………………………… 125
- 3-24　開業費 …………………………………………………… 127
- 3-25　専従者給与の設定 ……………………………………… 129
- 3-26　個人節税対策（1） ……………………………………… 131
- 3-27　個人節税対策（2） ……………………………………… 133
- 3-28　消費税対策 ……………………………………………… 136
- 3-29　医療法人節税の仕組み ………………………………… 138
- 3-30　医療法人役員給与の設定 ……………………………… 140
- 3-31　退職金対策 ……………………………………………… 142

参　考　診療収入データ

- 4-1　受療率推移 ……………………………………………… 146
- 4-2　平成22年4月診療報酬改定 …………………………… 147
- 4-3　診療収入別財務データ ………………………………… 148
- 4-4　診療収入別経営データ ………………………………… 150

患者データによる
歯科経営対策

第1章

1-1 患者データ表

　患者データ表とは、歯科の診療収入を患者データの要素で示した表のことです。

　この表は、私ども橋本会計がお客様に毎月月次データを報告している「安心月次報告」のなかの一項目であり、診療収入の説明に使用しています。

　その作成のはじまりは、20年来お世話になっている医療法人社団厚良会の事務長である上野雅充氏が自診療所の業績説明ツールとして使用していた表にあります。

　歯科の診療収入の説明を会計事務所の立場から、歯科医師の方々にわかり易く説明できないかと検討していた際に、上野氏のご指導をいただいて作成したものです。

　会計事務所は会計数値をもとにお客様に説明するのが通常です。しかし、会計上の専門用語や金額による説明は、先生方には馴染みのないものなので、どうしても違和感が生じます。

　「先生、今月の診療収入は500万円を超えました」と説明するのと「先生、今月の診療収入は50万点を超えました」と説明するのでは、会計事務所にとっては同じことでも、先生方にとっては大きな違いです。

　この違いがその後の説明に、興味を持っていただけるか否かという大きな違いになってきます。

　そこで、橋本会計では診療収入の説明は、できるだけ患者データ表により行うようにしています。

　この患者データ表を使って15年間、毎月200軒の歯科医院の先生

方に診療収入の説明をしてきました。新規開業から歯科医院の成長期、安定期と月日を重ねた実際の診療収入と患者データ表を比較してみました。すると、どうしたら診療収入が計画通りに、また、前年以上の伸びになるかが、傾向値や一定の法則として自然に分かってきます。

その都度、各先生方にはお話して診療収入増加のお役に立てていただきました。

経済不況の今、改めて経営の基本は売上にありという思いから、歯科医院の診療収入増収に患者データ表（表❶−1、2）をご活用いた

表❶−1　患者データ表（サンプル）

月	日数	レセプト点数	件数	1件点数	実日数	1人点数	1日人数	月回数	新患人数	新患・再初診比
1月	25	401,940	305	1,320	700	600	28	2.20	38	2.0
2月	23	369,600	280	1,320	644	600	28	2.20	35	2.0
3月	26	418,440	317	1,320	728	600	28	2.20	39	2.0
4月	24	386,760	293	1,320	672	600	28	2.20	36	2.0
5月	24	386,760	293	1,320	672	600	28	2.20	36	2.0
6月	26	418,440	317	1,320	728	600	28	2.20	39	2.0
7月	26	407,880	309	1,320	728	600	28	2.20	39	2.0
8月	24	392,040	297	1,320	672	600	28	2.20	36	2.0
9月	23	375,540	285	1,320	644	600	28	2.20	35	2.0
10月	26	424,380	322	1,320	728	600	28	2.20	39	2.0
11月	24	392,700	298	1,320	672	600	28	2.20	36	2.0
12月	23	376,200	285	1,320	644	600	28	2.20	35	2.0
合計	294	4,750,680	3,599	15,840	8,232	7,200	336		441	2.0
平均	25	395,890	300	1,320	686	600	28	2.20	37	2.0
前年平均	25	395,420	296	1,334	650	580	26	2.30	38	2.0

日数：該当月の診療日数（日）、レセプト点数：診療点数（点）、件数：レセプト件数（件）、1件点数（点）：レセプト1件診療点数、実日数（日）：月の延べ患者数、1人点数（点）：1人1回当りの保険点数、1日人数（人）：1日当たりの患者数、月回数（回）：レセプト1件当たりの来院回数、新患人数（人）：月の新規初診人数、新患・再初診比：新患人数と再初診人数の比率

だきたいと思います。また、患者データ表活用による診療収入対策として、患者データ表の各要素から診療収入を検討してみたいと思います。

表❶-2

月	再初診人数	窓口入金	対点数	1日窓口	自費収入	診療実績	累計患者	再診患者	再診率	完了数
1月	75	1,085,238	27.0%	43,410	1,000,000	5,019,400	1,500	192	73.8%	68
2月	69	997,920	27.0%	43,388	1,000,000	4,696,000	1,535	177	58.0%	128
3月	78	1,129,788	27.0%	43,453	1,000,000	5,184,400	1,574	200	71.4%	80
4月	72	1,044,252	27.0%	43,511	1,000,000	4,867,600	1,610	185	58.4%	132
5月	72	1,044,252	27.0%	43,511	1,000,000	4,867,600	1,646	185	63.1%	108
6月	78	1,129,788	27.0%	43,453	1,000,000	5,184,400	1,685	200	68.3%	93
7月	78	1,101,276	27.0%	42,357	1,000,000	5,078,800	1,724	192	60.6%	125
8月	72	1,058,508	27.0%	44,105	1,000,000	4,920,400	1,760	189	61.2%	120
9月	69	1,013,958	27.0%	44,085	1,000,000	4,755,400	1,794	181	60.9%	116
10月	78	1,145,826	27.0%	44,070	1,000,000	5,243,800	1,833	205	71.9%	80
11月	72	1,060,290	27.0%	44,179	1,000,000	4,927,000	1,869	190	58.9%	132
12月	69	1,015,740	27.0%	44,163	1,000,000	4,762,000	1,904	182	61.0%	116
合計	882	12,826,836	27.0%	523,683	12,000,000	59,506,800	20,430	2,276		
平均	74	1,068,903	27.0%	43,640	1,000,000	4,958,900	1,703	190	64.0%	108
前年平均	75	1,067,634	27.0%	42,705	1,000,000	4,954,198	1,740	184	61.3%	116

再初診人数（人）：月の再来初診人数、窓口入金（円）：1ヵ月の窓口負担金、対点数（％）：保険点数に対する窓口負担金割合、1日窓口（円）：1日平均窓口負担金、自費収入（円）：1ヵ月の自由診療収入、診療実績（円）：保険と自費合計の収入金額、累計患者（人）：開業からの新規初診累計、再診患者（人）：前月来院者の内当月来院者数、再診率（％）：前月件数に対する再診数の割合、完了数（人）：前月来院患者の内の完了数

1-2 患者データ表の使い方（1）

　患者データ表の使い方の第一は、ご自身の歯科医院の患者データを毎月まとめ、前年、前月との比較をします。そして、現状の診療収入の状況を認識して、診療収入増収の対応策を検討・実行することです。

　新規開業から安定期に入ると診療収入、特に保険収入は前年と大きく違うことはなくなります。逆に、大きく違っているところが現状の問題点となります。保険診療収入が減少している場合が問題なのですが、このような診療収入の減少を院長は診療していて感覚的に感じていても、診療要素が複雑に絡み合っているため、その修正方法を具体化しにくい場合があります。

　このような場合には、患者データ表の診療要素の個々のデータを分析して、各診療要素を本来の水準に戻すように対応することが大切です。

　大事なことは、実際の診療の状況が患者データ表上どのように現れているかを見つけ出すことです。

　会計事務所として私どもは、患者データ表の作成はできますが、実際の診療の状況まではわかりません。そこで、この点は先生方との打合せの際に直接お話を伺うことにより、仮想体験をして患者データ表の読み方を蓄積しています。

　先生方がご自身で活用する場合は、診療収入の状況ははっきりとお分かりになると思いますので、患者データ表上どのように現れているかの確認がとれると思います。

　例えば、新患数について言えば、毎月の新患人数の平均が30人なのに15人に減ってしまったような場合、数値上では減少した理由ま

では分かりませんが、実際の診療にあたっておられる先生方でしたら、その原因が診療日数が少ない等の自医院の理由によるものなのか、それとも近隣に新規の歯科医院が開業したこと等による外部要因によるものなのか、お分かりになると思います。

この原因分析（表❷）をしっかりと行うことが、その後の対応にとっては大変重要なことになります。

表❷　H21年診療点数分析

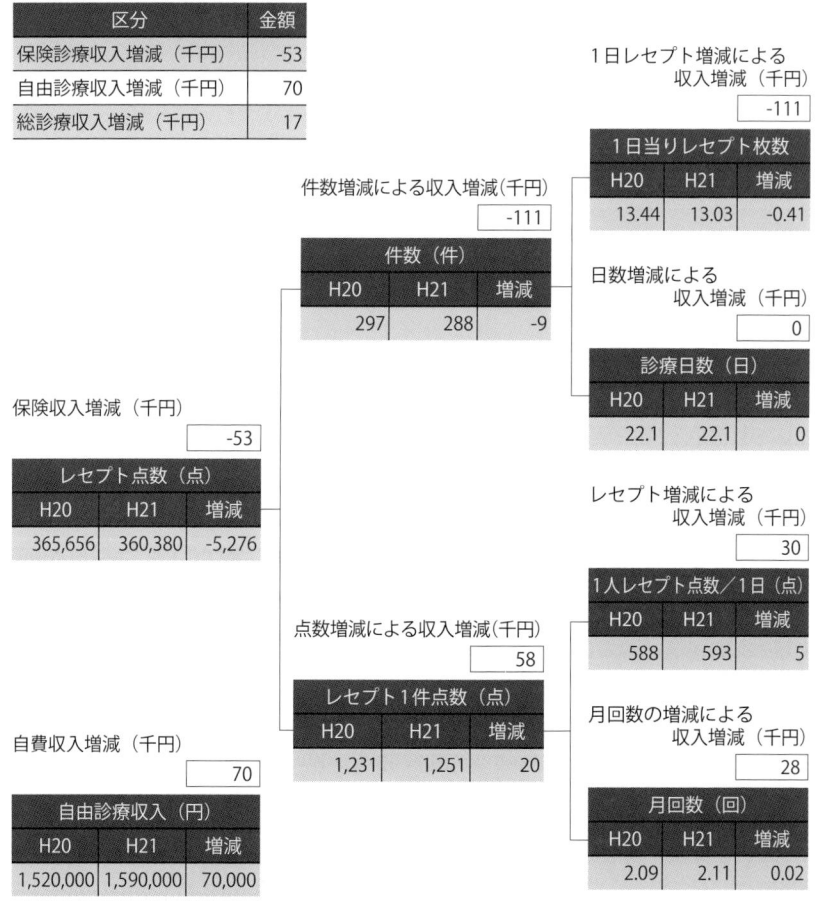

1-3 患者データ表の使い方（2）

　患者データ表の使い方の第二は、同業の歯科平均データとの比較により、自医院の位置づけを確認することです。

　患者データ要素による平均データとしては厚生労働省より公表されている社会医療診療行為別調査があります（表❸）。約800件のデータによる歯科医院の診療収入の内容が、診療行為別統計により集計されていますので、現状の診療収入の平均的な状況を確認するデータとして最適であると思います。

　また、このようなデータは平均的な歯科医院の診療収入の平均値であると同時に、保険収入の診療形態の最適なモデルケースであるとも言えます。

　そのために、新規開業から安定期にいたるまでは、目標値として考え、その数値に近づくように対応していくと、効率的な診療収入の状況になっていくと言えます。

　ここで、自医院の患者データ表と平均データの比較に意味が出てきます。

　また、社会医療診療行為別データには診療行為別に統計がとられています。患者データ表では資料がありませんが、レセプトコンピュータから診療行為別のデータを出力して、平均データと自医院のデータを比較すると、より具体的な分析・対応策が見出せるはずです。

表❸ 歯科の診療行為別1件当たり点数・1日当たり点数の年次推移

(各年6月審査分)

診療行為	平成15年	平成16年	平成17年	平成18年	平成19年	平成20年	平成21年
レセプト1件当たり点数	1,453.3	1,403.0	1,359.9	1,255.8	1,339.8	1,285.5	1293.4
月回数	2.44	2.27	2.27	2.16	2.21	2.12	2.10
1日当たり点数	595.6	618.0	599.1	581.2	606.8	607.4	615.9
(内訳)							
初・再診	77.2	84.7	85.0	67.8	69.2	70.5	68.6
医学管理等	43.1	50.6	49.8	58.7	57.1	74.9	77.1
在宅医療	7.0	5.9	3.2	4.2	4.5	5.3	13.0
検査	31.4	33.4	33.3	36.2	36.1	38.1	38.6
画像診断	19.6	21.9	21.5	21.6	22.2	22.7	22.4
投薬	10.6	11.7	11.2	10.3	10.6	10.3	10.5
注射	0.6	0.6	0.7	0.5	0.5	0.6	0.5
リハビリテーション	0.1	0.1	0.1	0.0	0.1	0.1	0.1
処置	92.9	95.1	97.0	91.8	102.2	99.2	97.6
手術	22.5	23.5	19.9	19.4	18.7	17.9	19.3
麻酔	1.6	1.5	1.6	1.4	1.3	1.6	1.6
放射線治療	0.1	0.1	0.1	0.1	0.1	0.1	0.1
歯冠修復及び欠損補綴	284.5	285.1	272.0	265.0	280.4	260.2	259.6
歯科矯正	0.2	0.8	0.4	0.6	0.2	1.1	1.1
病理診断	-	-	-	-	-	0.3	0.4
入院料等	4.3	3.1	3.4	3.4	3.6	4.5	5.3

出典:社会医療診療行為別調査

1-4 診療収入増加の仕組み

　診療収入の増加を考える場合、大きく保険収入の増加と自由診療の増加に分かれます。
　保険収入の増加は診療点数の増加ということですが、診療点数を患者データ要素に分解して検討することにより、増加の内容が明確になります（表❹）。
　仮に次のような条件で診療収入を分析します。

診療日数：20日
診療点数：30万点
1回診療点数：600点
月回数：2回
実日数：500日
レセプト件数：250件
レセプト1件点数：1200点

（1）実日数×1回診療点数
　1ヵ月の来院患者数（実日数）に1回診療点数を乗じることにより保険診療点数となります。
500日×600点＝30万点
診療収入増加のためには、
①実日数の増加
　実日数の増加のためには、診療日数の増加と1日患者数の増加が必要です。
②1回診療点数の増加が必要です。

（2）レセプト件数×レセプト1件点数

　レセプト件数にレセプト1件点数を乗じることにより保険診療点数となります。

250件×1200点＝30万点

診療収入増加のためには、

①レセプト件数の増加

②レセプト1件点数の増加が必要となります。

（3）レセプト件数の増加のためには

① レセプト件数は再診数、新患者数、再初診数により構成されますから、それぞれの患者数を増やすことによりレセプト件数が増加します。

② 再診数は前月レセプト件数から前月完了数を差引いて求められます。再診数を増加させるためには完了数を減少させます。それによって、レセプト件数は増加します。

③ 新患人数と再初診人数を増加させることによりレセプト件数は増加します。

（4）レセプト1件点数の増加のためには

① レセプト1件点数は1回診療点数×月回数により構成されていますので、1回診療点数と月回数を増加させることにより、増加します。

② 1回診療点数の増加のためには、同一時間内での診療内容の増加です。

③ 月回数の増加のためには、診療日数、時間を増加させるか、月当たりの来院頻度を上げます。

（5）自医院で可能な対応を確認する

保険診療収入は

＝実日数×1回診療点数

＝診療日数×1日患者数×1回診療点数

＝レセプト件数×月回数×1回診療点数

＝レセプト件数×レセプト1件点数
＝（再診数＋新患人数＋再初診人数）×レセプト1件点数
＝｛(前月レセプト件数－完了数)＋新患人数＋再初診人数｝×レセプト1件点数
＝｛(前月レセプト件数－完了数)＋新患人数＋再初診人数｝×（1回診療点数×月回数）

以上のように、保険診療点数を患者データ要素に分解しましたが、自医院で増加対応ができる患者データ要素（検討項目）に印をつけてください。印がつかない患者データ要素については、今後の診療収入増加のための検討要素となります。

表❹

番号	検討項目	現状（例）
①	実日数の増加	500
②	診療日数（時間）の増加	20
③	1日患者数の増加	25
④	レセプト件数の増加	250
⑤	再診人数の増加	160
⑥	新患人数の増加	30
⑦	再初診数の増加	60
⑧	完了数の減少	30
⑨	前月レセプト件数の増加	190
⑩	月回数の増加	2
⑪	1回診療点数の増加	600
⑫	レセプト1件点数	1,200
パターン1	①×⑫	300,000
パターン2	②×③×⑪	300,000
パターン3	④×⑩×⑪	300,000
パターン4	④×⑫	300,000
パターン5	(⑤+⑥+⑦)×⑫	300,000
パターン6	{(⑨-⑧)+⑥+⑦}×⑫	300,000
パターン7	{(⑨-⑧)+⑥+⑦}×(⑩×⑪)	300,000

1-5 保険診療収入増加の過程

　歯科医院の診療収入が新規開業から安定経営にいたるまでには、診療収入増加についてある一定の過程があります（表❺）。
　このことは、歯科以外の診療科目にはない特徴があるからだと思います。
　その特徴というのは、
①予約診療制が多い
②診療期間が概ね３ヵ月
③治療完治後半年以内の再初診率が高い
ということです。
　この特徴を意識して歯科医院開業から安定経営までの診療収入を考えてみます。

（１）開業から３ヵ月は新患数が全て

　新規開業時は、持ち患者さんがいない状況での開業となりますから、新患数の大小により１日平均患者数は決まってきます。
　この時期は、平均の治療期間が３ヵ月とすると、新患数のほぼ全員が再診継続するでしょうから、レセプト件数は蓄積していきます。

（２）治療完了が始まると紹介が増える

　開業から３ヵ月を過ぎた頃から、治療完了の患者さんが出てきます。それまではレセプト件数が蓄積していましたが、この時期からは治療完了数分だけレセプト件数が減少してきます。
　そのために、それ以上の新患数がないと、前月よりレセプト件数が減少する可能性があります。
　開業後４ヵ月から６ヵ月間は新患数はある程度はあるものの完了数

が多いため、1日平均患者数は安定か若干の減少傾向で推移します。

　開業から3ヵ月の新患数は主に開業広告により獲得されたものですが、完了数が増加してくる時期の新患数は、治療を完了した患者さんからの紹介が、どの程度あるかにより違ってきます。

　治療完了の患者さんからの紹介が多いということは、その歯科医院の治療への満足度が高いということです。逆の場合には診療体制を見直すことが必要です。

（3）再初診数対策が重要

　開業後6ヵ月以降になると、開業時に初診で来院された患者さんが健診や他の部位の治療で再来院（再初診）されます。

　新患数が減少してくる時期ですから、今後は初診のなかでも再初診が一定数確保できないと、目標とする安定経営の水準までは達しません。

　この時期の目安として、新患数に対して再初診数が2倍位の水準になると安定経営に近づいたと言えます。

　この水準に達した後は、新患から再診、そして再初診という好循環により安定経営が図れます。

　逆に以上のような好循環になっていない場合、今後の一定期間（約3ヵ月）で、新患数や再初診数を200件程度獲得することができなければ、好循環に向かうのは難しくなります。

表❺

開業月	新患数	再初診	1日平均	再診	件数	完了数	実日数	月回数
1ヵ月目	80	0	7	0	80	24	160	2.0
2ヵ月目	60	0	11	56	116	35	260	2.2
3ヵ月目	60	0	14	81	141	42	323	2.3
4ヵ月目	50	0	15	99	149	45	347	2.3
5ヵ月目	50	0	16	104	154	46	360	2.3
6ヵ月目	50	0	16	108	158	47	370	2.3
7ヵ月目	50	5	17	111	166	50	381	2.3
8ヵ月目	50	10	17	116	176	53	400	2.3
9ヵ月目	50	15	18	123	188	56	423	2.2
10ヵ月目	50	20	20	132	202	61	449	2.2
11ヵ月目	50	25	21	141	216	65	478	2.2
12ヵ月目	50	30	22	151	231	69	508	2.2

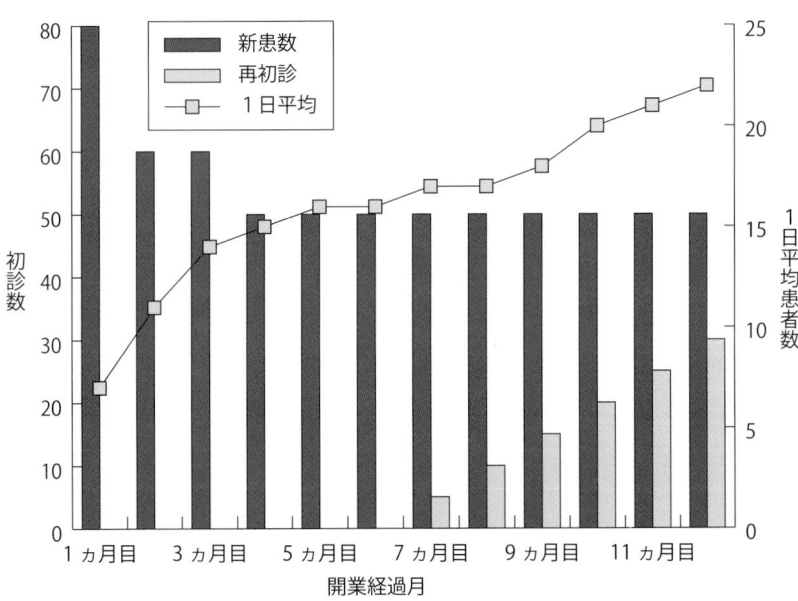

初診数と1日平均患者数

1-6 患者数が増えているのに診療点数が上がらない

　新規開業から安定期にさしかかる前後に、患者数は増えて忙しいのに保険点数が伸びていかないという状況がよくあります。
　このような場合には、患者数が増えてしまって1人当たりの診療時間が減少し、1回診療点数が減少している状況が考えられます。
　表❻の例は、現状では患者数が増加したことにより実日数が増加し、患者さん1人当りの診療時間の減少から1回診療点数の減少となり、結果として保険診療収入が従来よりも減少している場合です。

表❻

項　目	現　状	改善後	増減
レセプト件数（件）	320	300	-20
月回数（回）	2.0	2.0	0
実日数（日）	640	600	-40
1回点数（点）	450	500	50
診療点数（点）	288,000	300,000	12,000

（1）アポイント調整による改善

　現状では診療時間に対して患者数が多い状況にありますから、そのことを改善するためには、アポイントを調整して、予約が集中している時間を平準化できないかを検討してください。
　例えば、夕方に集中しているアポイントを少しでも他の時間に振替えられれば、1人当たりの患者さんの時間が確保できるかもしれません。

（2）他のスタッフによる業務対応

　他のスタッフに代替できるような業務については一部業務を代替することにより、歯科医師の患者さんに対する時間の確保ができないか

を検討してください。
（3）診療時間の延長ができないか
　さらに現状の歯科医師数のままでの対応を考えると、診療時間を延長することによる対応が考えられます。
（4）歯科医師、ユニット等の増設による対応
　この対応は73頁を参照してください。しかし、1日平均30人、ユニット1台当たり10人位までは内部の効率化による対応で解決していただきたいと思います。
（5）月回数まで減少し始めたら
　表❻の例では患者数の増加が実日数の増加となり、1回診療点数の減少により保険収入が減少していました。また、月回数は維持されていたので、1人当たりの診療時間の減少という結果から1回診療点数減少の理由が推測されました。

　同様の状況で、1回点数の減少と月回数の減少が同時に発生している場合があります。

　この場合には、現状の歯科医師、スタッフ、ユニット数等のキャパシティーを完全に超えている状況が考えられますから、早急に可能なことから実施していくことが重要です。

1-7 診療点数の減少対応

　診療点数が減少している場合の対応は、その原因が判明していればその点をまず、改善していくことです。
　診療点数の減少理由は診療点数増加の理由の逆になりますから、基本は実日数の減少と1回診療点数の減少です。

（1）実日数の減少要因
①診療日数は減少していないか
　診療日数と保険診療点数はほぼ比例関係にありますから、休診日の変更や診療時間の変更等により診療日数や時間が減少した場合には、実日数の減少要因となります。
　この場合には、診療日数や診療時間を確保するような対応が必要です。
②レセプト件数の減少
　レセプト件数の内容を考えると、項目としては新患・再初診・再診数となります。
　また、再診数を完了数との関係で考えると前月件数－前月完了数となります。
　この各要素の内でどの項目が減少しているかを検討することで、レセプト件数の減少理由が絞り込まれますので、原因となる項目について対応していくことになります。
　新規開業から安定期までは新患数は減少してきます。この減少が止まらない場合には、新患向けの対応が不足していることが考えられますので、完了した患者さんから紹介がしやすいような工夫や、歯科医院の基本的な広告（HP、看板等）の見直しが必要です。

再初診数の減少は初診数確保の点で非常に重要ですから、リコールのシステムの見直しをしっかりとしてください。
　再診数の減少は完了数との関係が大きいので、完了数を確認すると原因がはっきりします。
　通常の診療サイクルで診療していれば、完了数も大きな変化はないと思いますが、その月の診療日数が多くて月回数が上がり、完了数が増加している場合があります。また数ヵ月前の新患数や再初診数が多いことにより、完了が多くなっている場合等が考えられます。
③月回数の減少はないか
　レセプト件数に変化がない場合でも、月回数が減少することによる実日数の減少があります。月回数の減少の理由が明確な場合は他の項目による対応になりますが、例えば、アポイント間隔が延びているとか、中断により来院回数が減っているとかの理由がある場合には、その項目への対応により、実日数の減少を止めることを検討することになります。

（2）1回診療点数の減少要因
①診療時間の減少等による場合
　治療内容に大きな変化がない場合でも、1人当たりの診療時間の変化により1回診療点数が減少する場合があります。このような場合は診療時間の確保の観点からの対応が必要です。
②診療内容の変化による場合
　診療内容については、先生ご自身が一番ご理解いただいていると思いますので、1回診療点数の内容については、各種の平均データや、ご自身の過去の診療行為別のレセプトデータとの比較により、内容を検討していただきたいと思います。

1-8 診療収入が１回診療点数の減少により減っているとき

　１回診療点数は１人当りの患者さんへの診療時間や歯科医師の治療内容により増減します。１回診療点数が減少している原因を特定して対応することが重要です。

　改善のためには、実日数の増加対策をとることになります。診療日数や診療時間を現状のままとすれば、レセプト件数の増加（初診、再初診、再診数の増加）か、月回数の増加を図ることになります。

（１）１人当り診療時間は減少していないか？

　レセプト件数の増加、特に初診数の増加がある場合に現状の月回数を維持しようとすると、１日当りの予約数を増やして対応する場合があります。１日の診療時間が変わらなければ１人当りの診療時間が短くなり、その結果として１回当りの点数の減少をまねきます。この場合、１回診療点数の減少以上に実日数が増加していれば診療点数の減少はカバーされることになります（表❼）。

表❼　改善策１

項目	従来	現状	改善策１	増減
レセプト件数（件）	320	320	356	36
月回数（回）	2.0	2.0	2.0	0
実日数（日）	640	640	711	71
１回点数（点）	500	450	450	0
診療点数（点）	320,000	288,000	320,000	32,000

　実日数の増加がそれほどでもなく、月回数の減少にもなっている場合には、診療点数が減少していくことになります。

　以上のように１回診療点数の減少の原因がレセプト件数の増加に対

応している場合は、実日数の増加がなければなりません。

(2) 歯科医師の交代等はないか？

　1回診療点数は診療する歯科医師により異なるものです。歯科医師ごとの診療点数の把握をして、ある程度の水準を維持することが有効です。1人当りの患者さんの時間が同一なら、1回診療点数が高いほうが診療点数が高くなるわけですが、そこは患者さん対応も考慮して検討していくことが必要でしょう。

　歯科医師の治療の内容により1回診療点数が減少している場合には、従来の診療点数を維持するために実日数を増加させなければなりませんので、現状の月回数を増加できないかを検討してください（表❽）。従来よりアポイントを多めに入れるのもひとつの方法でしょう。

表❽　改善策2

項　目	従　来	現　状	改善策2	増減
レセプト件数（件）	320	320	320	0
月回数（回）	2.0	2.0	2.2	0.2
実日数（日）	640	640	711	71
1回点数（点）	500	450	450	0
診療点数（点）	320,000	288,000	320,000	32,000

1-9 診療収入が1回診療点数の増加により増えているとき

　実日数が変化なく、1回診療点数が増加している場合には、歯科医師等の効率性のアップにより1回診療点数が増加していることですから、治療と診療点数がいい方向に向かっていると考えていいと思います。翌月以降の注意点として以下の点にご注意ください。

(1) 治療が進み完了数が増えていないか？

　1回診療点数の増加が治療内容の早期化による場合には、治療が従来よりも進んで当月の完了が増加していることがあります。この状況で翌月の初診数が従前通りだと、結果的にレセプト件数の減少をまねき、診療点数が減少する場合があります。また、月間の診療日数が多く月回数が通常よりも多い場合も同様の傾向がみられる場合があります。

　この場合は、再初診数の増加を図る等してレセプト件数の増加に繋げる必要があります。（表❾参照）

表❾

項　目	従　来	現　状	次　月	増　減
レセプト件数（件）	320	320	290	-30
月回数（回）	2.0	2.0	2.0	0
実日数（日）	640	640	580	-60
1回点数（点）	500	550	550	0
診療点数（点）	320,000	352,000	319,000	-33,000

(2) 翌月以降のアポイント間隔が延びていないか？

　1回診療点数の増加が1人当りの治療時間増による場合には、1日に治療する患者数が減少してきますから、だんだん次回のアポイント

間隔が長くなり、月回数の減少に結びついてきます。(表❿参照)

表❿

項　　目	従　来	現　状	次　月	増　減
レセプト件数（件）	320	320	320	0
月回数（回）	2.0	2.0	1.8	-0.2
実日数（日）	640	640	576	-64
1回点数（点）	500	550	550	0
診療点数（点）	320,000	352,000	316,800	-35,200

1-10 実日数の減少により診療収入が減少しているとき

　1日の患者数がじわじわ減少し、月間の診療収入が減っている状況はありませんか？
　レセプト件数が減少しているか否かで原因が2つ考えられますので、まず、レセプト件数が減少しているか否かを確認してください。

（1）レセプト件数の減少がある場合（表⓫）

　レセプト件数の減少がある場合は、その減少が新患数か、再初診数か、再診数か確認してください。

表⓫　レセプト件数の減少あり

項　目	従　来	現　状	増　減
レセプト件数（件）	320	300	-20
月回数（回）	2.0	2.0	0
実日数（日）	640	600	-40
1回点数（点）	500	500	0
診療点数（点）	320,000	300,000	-20,000

①新患数の減少の場合は絶対数にもよりますが、月間20人以下になったら新規の患者増加が止まっていることが想定されますので、何か一つで結構ですから新規患者獲得の方策を実施してください。現状でしたらホームページSEO対策等により、ホームページが閲覧されやすいようにすることが考えられます。

②再初診数の減少の場合には、現状の再初診システムの全般的な見直しが必要です。定期健診のシステムが十分に機能しているか、その頻度、治療内容に患者さんが満足しているか等、基本的なところから検討してください。
　その上で、リコールシステムの確認をし、全体として再初診数が減

少している原因を確認してください。
③再診数の減少はアポイントメントの取り方に問題があることが考えられますから、アポイント帳をよく見て指示通りの状況となっているか確認してください。よくあるケースとして、最終のアポイントメント時間にアポイントメントが入っていなかったり、アポイント間隔が通常より長くなっていたりすることがあります。

（2）レセプト件数の減少がない場合（表⓬）

月回数の減少により実日数が減少して診療収入が減少している場合。

レセプト件数が減少していないのに実日数が減少するのは、月回数が減少していることが考えられます。まずは、再診の患者さんのアポイントが週1回入っているか確認してください。それ以外の新患、再初診のアポイントはコントロールしにくいので、予約に空きがあるようなら、リコール等により再初診数を増加させる対策をしてください。

表⓬　月回数の減少

項　目	従　来	現　状	増　減
レセプト件数（件）	320	320	0
月回数（回）	2.0	1.8	-0.2
実日数（日）	640	576	-64
1回点数（点）	500	500	0
診療点数（点）	320,000	288,000	-32,000

1-11 実日数の増加により診療収入が増加しているとき

　実日数の増加により診療収入が増えていることは悪いことではありません。しかし、次の様な兆候がある場合には注意してください。
　実日数が増えているわりに診療点数の伸びが少なかったり、患者さんの待ち時間が長くなりクレームが増えてきたりしていませんか？

（1）1回診療点数は減っていませんか？
　実日数が増えているのに1回診療点数が減少している場合には、1人当り診療時間の減少が考えられます。1日の患者数が増えて従来と同じ時間で診療をしようとすると、1人当りの診療時間が短くなります。その結果1回診療点数の減少となり、実日数が増加して診療点数が増えているものの、診療点数増加の伸びが患者数の伸びほどでもない場合があります。このような場合は診療所の規模が拡大したことに対して、現状の人的、物的要素が不足している状態ですから、ユニットを増やしたり、スタッフ、歯科医師を増やしたりするなどの対応を検討することが必要です。

（2）アポイントのクレーム増加
　実日数の増加を診療時間の延長により対応しようとすると、予約時間と待ち時間のずれがでてきたり、予約が取りにくくなったりすることで、患者さん側に不満が生じてクレームとなることが考えられます。この場合も人的、物的増加策による対応をとるか、診療時間、休診日の変更等により診療時間を延ばすことを検討します。まずは、すぐ効果がでる現実的な対応から実施してください。
　いずれの方策にしても、そのまま放置しておくと診療収入の減少へとつながる可能性が高いので、注意が必要です。

1-12 自由診療収入の減少により診療収入が減少しているとき

　一時増加していた自由診療収入が減少し、その結果、診療収入が減少している。このような場合は、自費収入の患者層がしっかりできていないことが考えられます。

（1）自由診療安定化への道

　自由診療がある程度高水準で安定するまでには時間が必要です。保険診療の患者数の安定と同じように、リピートする自由診療の患者層ができないと、自由診療収入は安定しません。

　最初は月ごとの自由診療収入が安定せず、自由診療収入があったり、なかったりの状況があり、その後月当りの自由診療収入が安定するようになります。

　次の段階は、月間の自由診療収入が平均50万円から100万円というように一段階上の水準に伸びる時期があります。この段階を迎えると自由診療の患者層ができつつある状況といえます。

　このような状況の繰り返しにより、月間自由診療収入が200万円を超えてくると、自由診療の患者層ができたと考えていいでしょう。

（2）自由診療の患者層づくり

　自由診療の患者層ができるまでには2年から3年位は要すると思います。それまでに実施しておきたいことがあります。

①自由診療の目玉をつくる

　自由診療収入を伸ばすためには全ての自費治療が伸びれば一番いいのですが、これから自由診療収入を伸ばそうという場合は、自費治療の中でも一番得意で伸ばそうとする治療を、自費治療の目玉として位置づけて、患者さんへのアピールを考えてください。

②自由診療の目玉を告知する

　診療所側で自費治療の目玉ができたら、そのことをどのようにして患者さんに告知していくかということになります。具体的には、既存の患者さんにその内容をお知らせするために案内書を配布したり、ホームページで治療内容を詳しく説明したり、自費説明の場合に、保険との比較でお勧めする治療を説明したりして、既存患者さんにメリットを詳しく説明してください。

③自由診療料金を明確化する

　自由診療のメニューの整理とその治療内容及び料金については、わかりやすい説明書や料金表を作成して、患者さんが安心して治療を受けられる体制を作ってください。

1-13 自由診療の増加により診療収入が増えているとき

　自由診療が増加して診療収入が増えているときは、自由診療収入の水準により、今後の展開を考えてください。

(1) 自由診療収入の内容を把握して保険治療とのバランスを考える

　自由診療収入の内容により、今後の設備投資や人員増加の必要性を検討してください。

　また、現状の自由診療収入を維持し成長させるためには、全体の診療体系をどのようにしていくかという意思決定が重要です。

　全体の治療の中で、自由診療と保険診療のどちらに軸足を置くかということをある程度意識していかないと、思うような治療ができない場合があります。

(2) 外注技工料の管理

　経費的には外注技工料の支出が多くなってきますので、品質を保ちながら効率的な外注技工料の管理が必要です。例えば、保険診療と自由診療の技工所を分けたり、自由診療については技工料を単品で管理したり、金属の購入を診療所とするか、技工所に任せるかの選択等があります。

(3) 消費税対応

　歯科治療で消費税が関係してくるのは、自由診療と物品販売等の雑収入部分です。

　まずは、自由診療に重点を置いて伸ばしていこうとする場合には、治療費と消費税を区分して患者さんに説明するようにしてください（税抜き処理）。

　今後の消費税増税時にスムーズに治療費に転嫁できるようにするた

めです。

　次に、消費税が課税となるのが、年間の自由診療収入等が１千万円を超えたときからですので、まずは１千万円をいつ超えるかが重要です。実際は超えた年の翌々年から消費税の課税が開始されます。

　次の区分は年間５千万円を超えたときです。５千万円を超えたら経費についても消費税が課せられる経費か、それ以外かの区別をしておくことが結果的に節税となります。

　また、多額の設備投資等がある場合には、その前年の課税上の届出が必要となる場合がありますからご注意ください。

1-14 診療日数の減少により診療収入が減少しているとき

　１日の予約患者数が安定してくると、月間の患者数はほぼ診療日数に比例してきます。そのために、月間の患者数を安定させるためには診療日数を安定させることが重要となります。
　そこで、年間の診療日数を安定的に確保するために、年間診療計画を立てることが意味あることとなります。

（1）カレンダー上の理由により診療日数が減少している場合
　振替休日や祝祭日の関係で前年よりも診療日数が減少する場合があります。特に最近は月曜日の振替休日が増加したので、月曜日が休診となることが増えてきました。
　このような診療日数の減少については、あらかじめわかっていることなので、できるだけ事前の対応により診療日数を確保してください。
①振替休日等により週の診療日数が減少しているときは、平日の休診日を診療日とする。
②夏季・冬季休暇等の場合には、休日前の予約を多くとり、同時に休日明けの予約も多くなるように調整して、診療日数減少による実日数減少を少なくする。

（2）自医院の理由により診療日数が減少している場合
　診療日数を減少させた場合には、直接的には減少日数の１日患者数分だけ実日数が減少します。さらに、診療日数の減少による月回数の減少によりアポイントが延びて、一時的には完了数が減少することにより、影響がないようにみえますが、その後、新患数・再初診の予約が減少してきてレセプト件数、実日数の減少となります。

そのために、診療日数を減らした場合は、そのことによる実日数減少に対応する患者数増加や、自由診療収入増加の対応策をしておかないと、診療収入が減少してきます。

（3）診療日数減少についての対応策（表⓭）
① 1日診療時間を延長して減少分の対応を図る
② 歯科医師、スタッフの増員や、設備増設により減少分の対応を図る
③ 休診日とした日の保険診療は無しにして、自由診療日として設定し、自由診療収入の増加により実日数減少分の対応を図る

表⓭

項　目	従　来	現　状	増　減
診療日数	23	21	-2
1日患者数	30	30	0
月間実日数	690	630	-60
1回点数（点）	500	500	0
診療点数（点）	345,000	315,000	-30,000
自由診療	1,000,000	1,000,000	0
診療収入合計	4,450,000	4,150,000	-300,000

診療時間の延長による対応

項　目	従　来	現　状	増　減
診療日数	23	21	-2
1日患者数	30	33	3
月間実日数	690	690	0
1回点数（点）	500	500	0
診療点数（点）	345,000	345,000	0
自由診療	1,000,000	1,000,000	0
診療収入合計	4,450,000	4,450,000	0

自由診療収入の増加による対応

項　目	従　来	現　状	増　減
診療日数	23	21	-2
1日患者数	30	30	0
月間実日数	690	630	-60
1回点数（点）	500	500	0
診療点数（点）	345,000	315,000	-30,000
自由診療	1,000,000	1,300,000	300,000
診療収入合計	4,450,000	4,450,000	0

1-15 診療日数の増加により診療収入が増加しているとき

　診療日数を増加することにより、月間の実日数は増加しますから、診療収入も増加して良い方向に向かうはずです（表❹）。
　しかし、次のような状況がある場合には注意してください（表❺）。

（1） レセプトが大幅に減少した
　診療日数が増加した月は、月回数が増加して実日数も増加し、前月と比較して診療収入が増加します。このことが、診療日数増加による増収効果です。この場合に新患数や再初診数が通常月と変わらない場合には、それぞれの患者さんの治療が進むことになりますから、通常よりも治療完了が早まるはずです。
　当月の完了数が多いということは、翌月への持越しの患者数が減少しますので、翌月以降のレセプト件数は大きく減少する場合があります。

（2） 1日患者数が減ったままもどらない
　完了数が初診数（新患・再初診）を上回っている間は、1日患者数は以前の水準になかなかもどらなくなります。こうなると、せっかく診療日数を増加させたのに、従来の月間実日数を水割りしたような状況となり、診療収入が増加しない事態になることもあります。

（3） 診療日数を増加させた場合の注意点
①月回数を増加させて実日数を増加させるようにアポイントの改善をおこなうこと。
②レセプト件数の増加対策をとること。
　定期健診システムを徹底したり、リコール間隔を短くする等により、再初診の増加対策を実施すること。

③従来よりも診療時間が増加しているはずなので、その増加時間を自由診療の時間にあてるようにして、自由診療収入の増加を図ること。

表⓮

項目	従来	現状	増減
診療日数	21	23	2
前月レセプト件数	300	300	0
完了数	60	60	0
差引	240	240	0
初診数	60	60	0
当月レセプト件数	300	300	0
月回数	2.25	2.45	0.20
実日数	675	735	60
1回点数	500	500	0
診療点数（点）	337,500	367,500	30,000
自由診療	1,000,000	1,000,000	0
診療収入合計	4,375,000	4,675,000	300,000

表⓯

項目	現状	次月以降	2ヵ月目	3ヵ月目
診療日数	23	23	23	23
前月レセプト件数	300	300	280	260
完了数	60	80	80	80
差引	240	220	200	180
初診数	60	60	60	60
当月レセプト件数	300	280	260	240
月回数	2.45	2.45	2.45	2.45
実日数	735	686	637	588
1回点数	500	500	500	500
診療点数（点）	367,500	343,000	318,500	294,000
自由診療	1,000,000	1,000,000	1,000,000	1,000,000
診療収入合計	4,675,000	4,430,000	4,185,000	3,940,000

1-16 月回数の減少により診療収入が減少しているとき

　月回数の減少が実日数の減少となり、診療収入を減少させている状況です。

　月回数はある程度1人当りの診療時間に影響されますので、1日患者数が増加して、1人当りの診療時間が減少したり、アポイント間隔があいたりして月回数が減少することがあります。この場合には、月回数は減少しても実日数が増加しますので診療収入の減少までには至らないケースがほとんどです。

　そのために、月回数が減少して診療収入の減少となるのは、レセプト件数が増えず、月回数の減少により実日数が減少している場合です。

　よって、来院種別の月回数を確認して対策をたてることが必要です。

（1）新患数が増加している場合

　新患数が増加して再診数が減少しているような場合（表⑯）には、月回数が減少し1人点数は増加するものの、再診数減少にともなう実日数の減少が大きく、診療点数が減少する場合があります。

　この場合には、新患数の増加が従来の水準になるまでは忙しいのですが、再診のアポイントを間隔をできるだけのばさずに入れていかないと（再診レセプト件数を増やさないと）、診療点数の減少がとまりません。

（2）再初診数が増加している場合

　再初診の増加により月回数が減少している場合（表⑰）は、同時に1回診療点数も減少し、診療収入が減少する場合があります。

この場合は、現状のキャパシティーに対してアポイントが少ない状態にありますから、アポイントを改善して新患や再診のアポイントを多めにいれて、実日数を増加させることにより、従来の診療収入へ戻すことができます。

表⓰　新患数増加による月回数減少

項　目	従来				現状				増減
	新患	再初診	再診	合計	新患	再初診	再診	合計	
レセプト件数	30	50	220	300	50	50	200	300	0
回数	1.50	1.00	3.00	5.5	1.50	1.00	3.00	5.5	0
実日数	45	50	660	755	75	50	600	725	-30
1回点数	700	400	600	1700	700	400	600	1700	0
診療点数	31,500	20,000	396,000	447,500	52,500	20,000	360,000	432,500	-15,000
平均月回数				2.52				2.42	-0.10
平均1回点数				593				597	4.00

表⓱　再初診数増加による月回数減少

項　目	従来				現状				増減
	新患	再初診	再診	合計	新患	再初診	再診	合計	
レセプト件数	30	50	220	300	30	70	200	300	0
回数	1.50	1.00	3.00	5.5	1.50	1.00	3.00	5.5	0
実日数	45	50	660	755	45	70	600	715	-40
1回点数	700	400	600	1700	700	400	600	1700	0
診療点数	31,500	20,000	396,000	447,500	31,500	28,000	360,000	419,500	-28,000
平均月回数				2.52				2.38	-0.14
平均1回点数				593				587	-6.00

1-17 月回数の増加により診療収入が増加しているとき

　月回数が増加して実日数が増加し、診療収入が増加している状況です（表⓲）。
　この場合は、1日患者数が増加しますので、現在の状況を維持し、1回診療点数の減少にならないように注意してください。

（1）1回診療点数が維持されている場合

　月回数の増加が現状のレセプト件数を維持して起こった場合には、実日数が増加しますから、1回診療点数が維持されていれば診療収入は増加します。
　しかし、この場合は実日数増加に対応してユニット増設やスタッフ増員をしないと1人当り診療時間の減少となり、1回点数の減少から診療収入の減少につながる場合があります。
　従って、月回数の増加と実日数の増加がある場合は現状のキャパシティにあったものか否かを確認してください。

（2）1回診療点数の減少がある場合

　1回診療点数の減少となっている場合（表⓳）には、月回数の増加により、実日数の増加が1人当り診療時間の減少となり、1回診療点数と診療収入を減少させるまでになったということです。
　この場合、1回診療点数回復の対策をとる必要があります。具体的には1人診療時間を従来のように確保することになりますが、現状の診療時間で対応できない場合には、前述したような設備やスタッフの改善にまでおよぶ場合もあります。

表⓲ 月回数が増加して診療収入も増加

項目	従来				現状				増減
	新患	再初診	再診	合計	新患	再初診	再診	合計	
レセプト件数	30	50	220	300	30	50	220	300	0
回数	1.50	1.00	3.00	5.5	1.50	1.00	3.50	6	0.5
実日数	45	50	660	755	45	50	770	865	110
1回点数	700	400	600	1700	700	400	600	1700	0
診療点数	31,500	20,000	396,000	447,500	31,500	20,000	462,000	513,500	66,000
平均月回数				2.52				2.88	0.36
平均1回点数				593				594	1.00

表⓳ 月回数が増加して診療収入は減少

項目	従来				現状				増減
	新患	再初診	再診	合計	新患	再初診	再診	合計	
レセプト件数	30	50	220	300	30	50	220	300	0
回数	1.50	1.00	3.00	5.5	1.50	1.50	3.00	6	0.5
実日数	45	50	660	755	45	75	660	780	25
1回点数	700	400	600	1700	650	300	550	1500	-200
診療点数	31,500	20,000	396,000	447,500	29,250	22,500	363,000	414,750	-32,750
平均月回数				2.52				2.60	0.08
平均1回点数				593				532	-61.00

1-18 3台目のユニットの導入時期

　現状の開業事例でいうと、開業時の医療機器の構成はデジタルレントゲン＋ユニット2台が一番多いパターンです。従来は3台スタートが多かったのですが、デジタルレントゲンを導入するケースが多くなり、全体の医療機器への資金予算が多くなったことにより、当面はユニット2台でスタートということでしょう。

　一方、1年後の目標1日患者数を見ると1日25人から30人という先生が多いと思います。ここで、ユニット2台で1日25人から30人の患者さんの治療が問題なければよいのですが、多くの先生方から、2台の場合1日患者数が20人を超えると診療の効率が悪くなるというお話をよく聞きます。事実、ユニット1台当りの1日患者数は10人位が平均です。

　従って、ユニット2台体制で1年後に1日患者数25人から30人でスタートする場合は、開業時の設備では目標の患者数に到達できないユニット数での開業になるということです。必然的に、ある時期にユニットを3台体制にしないと目標の患者数を達成できないことになります。

① 1日の患者数の状況で何が必要か見極める

　1日患者数はいきなり25人とか30人になるわけではありません。例えば、月平均1日患者数が15人の場合には、1日12人のときもあれば20人のときもあるというような状況で、だんだん1日の人数が平均化されてきます。そこで、先生の診療所で20人とか25人になったときの診療所の状態をよく観察してください。受付が混んでいたのか、診察の待ち時間が長かったのか等、どこを改善すれば1日20人

がスムーズに診療できるかを良く見てください。その結果、目標の患者数に効率的に到達するためには、スタッフの増員かユニットの増設かを考えて、もしユニットの増設が効果的であるなら、その意思決定をしてください（表⑳）。

② 1日15人平均が医療機器導入の決めどころ

ユニットの増設が目標の患者数への到達に有効であるとした場合は、月平均の1日患者数が15人になったら3台目の増設を検討してください。ユニットの増設を決定しても、実際にユニットが納品されて診療できるようになるには1ヵ月ほど時間を要しますので、ユニットが増設されたときに1日患者数が20人に近づいていると思います。

③ 資金調達は時間との勝負

ユニット購入のための資金調達にも時間を要します。自己資金の場合は問題ありませんが、借入となると開業まもないこともあり、上手く借りられるかわかりません。この場合にはタイムイズマネーですから、早く増設できる方法を選択してください。手続きがわりと早くできるため、ここはリースによる購入がお勧めです。借入が有利か、リースが有利かは資金的に安定したときの選択と考えてください。

表⑳　診療収入別ユニット当たり実日数

収入区分	ユニット台数（台）	歯科医師数（人）	実日数（日）	歯科医師1人当りユニット数（台）	ユニット当り実日数（日）
総平均	3.4	1.5	624	2.21	182.1
200万円以下	2.3	1.1	247	2.16	105.9
200万円台	2.7	1.1	369	2.44	135.6
300万円台	3.0	1.2	477	2.51	161.6
400万円台	3.2	1.4	580	2.33	182.9
500万円台	3.7	1.4	627	2.72	168.2
600万円台	3.7	1.6	735	2.26	197.8
700万円台	3.8	1.9	793	2.00	211.4
800万円台	4.3	2.4	879	1.75	206.9
900万円台	5.0	2.0	1,052	2.48	210.4
1000万円超	5.4	3.0	1,314	1.79	243.4

1-19 歯科医師の採用

　開業から初めて歯科医師を採用する場合の注意点をまとめてみます。
（1）採用のタイミング
　開業してしばらくは歯科医師1人の状態が通常です。しかし、患者数の増加や診療内容の多様化に対応するために、自分以外の歯科医師がいたらと思うことはあると思います。具体的に1人の歯科医師での診療の限界点（採用する場合の目安）をしめします。
（2）1日患者数が30人以上となったとき
　1日患者数が15人を超えるとユニット2台でスタートした場合には3台に増設するタイミングです。その後は、1日平均患者数が30人までは3台、スタッフ3名体制で結構だと思います。

　しかし、1日30人以上となり月回数が2回以下に減少したり、1回診療点数が500点を切ったりした場合には、現状の状態では診療時間を延ばすしか対応が取れなくなります。この場合には、歯科医師を採用して月回数を2回以上に戻したり、1回診療点数を500点以上に戻すようなことを検討してください。

　この段階では常勤の歯科医師でなくても週3日位の勤務でよいと思います。
（3）ユニットが4台になったとき（スタッフが4名になったとき）
　患者数の増加に対応してユニット4台にしたのはいいが、実際は3台で十分診療はできており、ユニットの増設が患者数の増加に結びついていない場合には、歯科医師の採用を検討してください。歯科医師の採用により、アポイントが増加して月回数の増加につながれば、診

療収入の増加が見込めますから採算面でも大丈夫です。

（４）歯科医師２人体制の落とし穴

　患者数の増加に対応して歯科医師を採用したものの、以前より採算が悪くなってしまったということが結構あります。以前より増加した患者数を２人の歯科医師で２分するような診療体制になっている場合です。

　特に常勤の歯科医師を採用した場合には注意が必要です。常勤歯科医師２人体制の場合には、保険の患者数でいうと１日60人以上を目標にしておかないと、歯科医師の採用により業績が一時的に悪化する場合があります。２人体制による診療が軌道に乗るまでは、１人の時より採算は悪化しますので、当初より目標を高く持ってあたることが重要です。

（５）最初は週３日位から採用

　歯科医師の採用について、最初から常勤で希望通りの歯科医師がいればいいのですが、なかなか難しいものです。かといって常勤者が見つかるまで待つというのも、タイミングを逸することになります。まずは、夜間週３日位からスタートしてください。その後、曜日と時間を増やしていくのか、別の歯科医師を採用するのかの検討をしてください。

1-20 安定経営への道

　新規開業から患者数が安定して、診療収入が目標を超えた安定経営の状態にならなければ、歯科医院としての継続は難しいことになります。

　この安定経営までの期間についても、歯科医院の特徴により、考えなければならないことがあります。

　第一は、季節変動のある診療科目や予約制無しの場合には、突発的に患者数が増加することがあります。

　しかし、歯科医院の診療体制は患者数に季節変動が少なく、予約制が大半です。診療期間もおおむね3ヵ月程度となっていることを前提に考えると、安定経営となる目標患者数に達するためには、新患来院から再初診での来院までの1年間位で目標数に達することが必要となります。

　このことは、歯科医院の患者数増加の過程を考えればご理解いただけると思います。

　3ヵ月位の間に新患数が200人程度の状態を作らないと、1日患者数が25人から30人に達するのは難しいということです。一旦、この好循環ができてしまえば、初診数と完了数のバランスが崩れない限り、レセプト件数は安定します。

　第二は、患者数が目標数を超えて継続的に増加するような診療科目と違い、歯科医院の場合には歯科医師数やユニット台数が患者数増加の制約要因になります。患者数は一定水準までは増えますが、それ以降は安定的な水準に落ち着きます。

　以上の歯科医院の特徴を前提にすると、安定経営までの期間につい

ては、徐々に目標に近づけるというよりは、新規開業から1年以内に目標患者数まで一気に到達したほうが合理的だと思います。

このことに反して、徐々に目標患者数まで増やす場合には、開業時の運転資金の水準を通常よりも多くしておくことが必要です。

このように1年以内で安定経営の水準に到達するためには、開業前に開業広告の準備をしっかりとすることが必要ですし、開業後には新患数の確保と、完了した患者さんからの紹介が発生するような対応、その後の最初診来院のシステム作りが重要です。

以下は、新規開業事例による新患数3ヵ月累計ごとに開業後の1日平均患者数をまとめた表です（表㉑）。

表㉑　新規開業3ヵ月累計新規患者数と6ヵ月1日平均患者数

歯科医院	新患数3ヵ月累計	1日平均患者数					
		1ヵ月目	2ヵ月目	3ヵ月目	4ヵ月目	5ヵ月目	6ヵ月目
1	107	6	12	14	11	13	15
2	110	6	14	21	17	21	26
3	113	6	10	12	15	17	15
4	113	7	8	8	9	9	11
5	116	10	16	19	23	23	25
6	116	5	9	9	6	8	7
7	119	3	12	17	17	16	17
8	121	8	10	10	10	11	9
9	121	7	11	12	13	12	12
10	129	7	9	14	13	14	16
11	143	18	21	22	19	23	24
12	145	3	11	15	20	16	11
13	153	10	14	17	20	15	15
14	162	13	19	16	19	21	21
15	162	11	16	18	17	19	22
16	163	9	28	32	38	44	33
17	169	13	15	19	19	16	15
18	170	6	16	21	20	20	21
19	171	9	14	18	22	23	26
20	180	17	17	23	25	28	30
21	181	12	14	16	18	16	18
22	183	18	18	19	18	20	21
23	184	12	23	26	20	23	25
24	184	4	15	18	20	18	16
25	188	2	12	15	16	18	19

歯科医院	新患数3ヵ月累計	1日平均患者数					
		1ヵ月目	2ヵ月目	3ヵ月目	4ヵ月目	5ヵ月目	6ヵ月目
26	191	14	19	17	20	18	20
27	191	9	18	23	27	26	24
28	203	13	19	19	19	28	21
29	203	12	20	25	24	24	22
30	204	12	26	34	36	32	29
31	205	15	21	22	25	26	26
32	206	19	19	23	20	21	28
33	208	4	16	24	27	23	29
34	221	12	13	17	19	18	21
35	224	4	18	30	36	29	33
36	232	18	23	25	31	35	38
37	235	16	19	21	22	19	20
38	242	7	21	21	26	31	30
39	246	10	28	31	33	35	41
40	250	18	20	25	27	27	23
41	256	8	15	21	23	22	23
42	258	19	30	34	37	34	37
43	273	18	24	22	26	30	26
44	274	15	19	21	17	22	26
45	278	16	27	28	30	31	33
46	283	21	28	30	30	29	26
47	291	4	29	39	37	38	41
48	304	23	35	35	35	39	44
49	321	14	25	23	23	26	29
50	391	22	35	28	30	42	40

(注）1日平均患者数は月間診療日数20日として算定
データ：橋本会計お客様データより集計

新規開業時の診療収入対策

第2章

2-1 新規開業と診療方針

　新規開業の準備に入ると、新規開業の手続きに忙殺されてご自身の診療方針とちがう方向に行ってしまう場合があります。先生ご自身の今後の診療にかかわる重要な問題ですから、方向性を見失わないようにしっかりとした診療方針をたててください。

(1) 開業立地の選定

　診療方針の決定にあたり、どのような患者さんを対象に診療をするのかを決める必要があります。開業立地の選定についても、対象とする患者さんが来院する可能性の高い立地を選択することが必要です。

　開業前の診療方針で選択した開業地が想定通りとは限りませんが、少なくとも前提をもって選択した立地でなければ、診療方針の修正も難しくなります。

(2) どんな診療をめざすのか

　保険診療中心なのか自由診療中心なのか、両者バランスよく診療したいのか決めることが必要です。保険診療中心であれば、患者さんをお待たせせずに診療していくことが必要となりますから、経営面から考えると1日平均患者数は多くする必要があります。

　そのために、歯科医師数、ユニット台数、診療時間に他の歯科医院よりも優位性をもった方針が重要です。

　また、自由診療を中心とするなら1日平均人数はある程度抑えて、患者さんの快適性を追及した診療所をお考えになると良いと思います。個室仕様によるプライバシーの確保、最新の医療設備による高度医療、スタッフの接遇能力の高さ等、診療所全ての項目に配慮する必要があります。

（3）診療所規模の決定

　診療方針によって、歯科医師数やユニット台数に違いがでるということは、診療所の面積にも影響してきます。特に、テナント開業の場合には拡張に制約があるので、診療方針を意識して診療所規模を決定してください。

（4）まとめ

　過去の開業事例からみると、診療方針による開業立地の区分は住宅地型、商店街型、駅前型、郊外型の区分になります。その区分に応じてある程度、患者層の想定もできます。選定した地域での個別事情も考慮しながら診療所規模を決定して、最終的な診療方針をたててください。

　歯科開業の場合には開業地での事業継続が前提となりますから、診療方針をしっかりと意識して開業立地を決定し、診療方針を具体化して診療のスタイルを作ってください。

2-2 開業時の資金調達
～開業準備一番の難関～

（1）何からはじめればいいのか
　開業時は初めてづくしで、何から手をつければいいのかわからないというのが実感ではないでしょうか。資金調達は相手があることなので、こちらの一方的な都合だけでは先に進みません。できることから着実に準備してください。

（2）自己資金の金額を確定する
　現状の預金やその他の金融資産等、実際に使えるお金がいくらあるかということです。
　①親族からの援助等の金額を確定してください。援助の方式（借入・贈与）は別途考えるとして、まずは金額を確定してください。
　②担保不動産のおおよその金額を算定してください。担保不動産の登記簿謄本をご準備ください。
　③保証人の確認をしてください。できれば、ある程度の収入のある方、財産を持っている方が適任です。

（3）資金調達の目途をつけてから各種の契約を行う
　以上の準備をすると、ある程度の資金調達の目途がみえてきます。ここまで準備しておけば、テナントの契約、内装の契約もしやすくなります。従って、借入等の資金調達は開業の6ヵ月以上前から準備しておくことをお勧めします。

（4）開業計画書を作成して現実的に検討する
　実際の開業地が決定したら、開業計画書を作成して資金面から開業が可能か、開業後の運営に問題がないかの検討をします。この場合には、収入は低めに、経費は多めに計画して、現実的な開業計画として

検討することが重要です。くれぐれも周りの楽観的な意見に振り回されないようにしてください。

（5）借入金利よりは返済期間に重点をおいて資金計画を行う

借入については一刻も早く返済したいというのが人情でしょうが、新規開業の場合には、運転資金に余裕があるにこしたことはありませんし、設備や人員の追加等、資金が必要になる可能性は十分にあります。

そこで、開業時の借入については月々の支払が少なくなるように、返済期間は長めにすることをお勧めします。設備関係の借入の場合は15年、運転資金の場合でも10年位の契約にすることを検討してください。

（6）借入だけが資金調達の方法ではない

金融機関からの借入以外の資金調達も検討してください。

（ア）親族からの借入、贈与

親族からの資金援助の方法としては、従来は借入の形式がほとんどでした。これは資金援助が贈与税の対象とならないための処理でもありました。しかし、最近は税制改正により、開業資金等については2500万円までの贈与制度ができましたので、適用条件にあう場合には贈与による方式も増えてきました。

（イ）リースの活用

リースは返済期間の短い借入と考えていただければわかりやすいと思います。開業後のリース料を考慮しながら活用すると、バランスのよい資金調達となります。

2-3 新規患者は自然に増えるのか？

　新規開業の場合には、既存歯科と比較して再診、再初診の患者さんがいませんので、開業当初の患者さんは新規患者さんにより構成されます。その新規患者さんが基礎となって、治療完了後の紹介患者さんの獲得、その後の再初診というように、開業後の患者数に大きく影響してきます。

　新規患者さんが少ない状態でスタートしてしまうと、紹介患者も少なく、再初診患者も少ないというように患者数がなかなか増えません。1年後の1日平均患者数を20人から25人位に目標を置くと、開業3ヵ月間の新規患者数の目標は200人から250人位必要です。月当り70人から80人というところです。既存の歯科診療所の新規患者数の平均は月20人から30人ですから、通常の2倍から3倍を目標にすることになります。

　従って、相当覚悟を決めてかからないと目標の1日患者数には到達しません。また、先生の診療所に来院する新規患者さんは、ほとんどが他の歯科診療所の再初診待ちの患者さんです。現在、通院している歯科診療所に対して、何らかの不満がなければ先生の診療所への来院はありません。このような状況での新規開業となるので、開業地の選択、診療方針、自医院の特徴を把握し、しっかりとコンセプトを固めて準備にあたることが必要です。

　新規開業時の新規患者数が計画通りに獲得できた場合には一安心です。ただし、新規患者数は時間の経過とともにだんだん減少していきます。これは、他の新規歯科医院が開業したり、診療圏内に対して先生の歯科医院の占有率がある程度の水準に達したときにおこる現象で

す。従って、いつまでも開業時の新規患者数が継続するとは考えないでください。

　また、新規患者は初診から2ヵ月から3ヵ月で治療が完了しますので、新規開業の場合には開業3ヵ月間はレセプト件数、1日患者数は増加傾向にありますが、その後は完了数と新規患者数のバランスにより患者数が増減します。

　以上をまとめて考えると、1年後の目標とする患者数に達するためには、一定期間内（通常3ヵ月）に新規患者数を目標数獲得することにより、その後の患者数を確保することになります。従って、1年後の患者数目標の達成は、開業3ヵ月の新規患者数の状況とほぼイコールの関係にあると考えてよいと思います。

2-4 開業広告により開業3ヵ月で新規患者数確保へ

　新規開業時の開業広告については、今までの新規開業の状況を前提にすると、新規開業成功の法則を導きだすことができます。それは、「新規開業3ヵ月の新規患者数が、その後の患者数との関係が深い」ということです。
　この法則に沿った開業広告をすることが、歯科医院の安定経営への近道と考えます。
　具体的には、新規開業したことを診療圏内の皆様に認知していただき、来院していただく障害を少しでも取り去ってしまうことです。

（1）新規開業を診療圏内の地域の皆様に認知していただくには
①開業前でもできる開業広告
　自宅開業にしてもテナント開業にしても、開業前に診療所を通りかかった人たちは、その場所に何ができるのか、非常に興味を持っています。事実、開業後に来院理由のアンケートを実施すると、開業前の建設看板やテナント内装工事中の張り紙等により、歯科診療所の開業を知ったという患者さんが数多くいます。そこで開業前に診療所等に看板を出しておくことは非常に重要です。
②開業を知らせる広告は範囲を広げて実施
　歯科医院の患者さんは診療所から半径500mから1kmの範囲からの来院だと言われています。そのために、その範囲に絞って開業広告をしてもよさそうなものですが、それでは範囲が狭すぎます。開業広告が限定的に行われると、口コミの広がりも狭い範囲となってしまいます。従って、開業を知らせる広告の場合には診療圏より1回りから2回り広い範囲で実施してください。具体的には「新聞チ

ラシ」がよいと思います。

③診療圏内の皆さんへの告知広告

　実際に患者さんと想定する地域への告知の場合には、内容を具体的にして地域の方々へのごあいさつの気持ちで、開業広告を考えることが重要です。具体的には「ポスティング」により個々の地域の方々を対象にして、内容は地域へのあいさつ、診療所の概要等をわかりやすく表現してください。ポスティングを受け取った方々はそれを保管していることがよくありますので、ポスティングの体裁もしっかりとしたものにしてください。

（2）新規開業の歯科医院への来院に障害となることを取り去る

①今まで通院していた歯科医院から新規開業の歯科医院に通院することへの遠慮を取り去ることが必要です。そのためには、患者さんに今まで通院していた歯科医院と自分の歯科医院の違いを、開業広告を通じて理解していただく必要があります。例えば、通院の利便性（距離、駐車場、診療時間、診療日等）や専門性（小児歯科、矯正歯科、インプラント治療等）を開業広告で表現することにより、患者さんのなかで今までの歯科医院にはない新しい魅力を、新規開業の歯科医院に感じていただくことです。

②歯科医師への親近感を早い段階で持っていただく

　通常は歯科医師と患者さんが会うのは治療の時です。一度会えばお互いにコミュニケーションをとれますから、親近感を持ちやすくなります。これを開業前にできれば、来院への障害を取り去ることができると思います。

　このことを開業広告に取り入れたものが「内覧会」です。地域の方々に、新規開業した歯科医院に対する興味と歯科医師への親近感を持っていただくために、開業前の土・日曜日を利用して院内見学会を開催してください。先生もスタッフも診療できる体制でお待ちして、治療のシステムや医療機器の説明をしながら、いらした方々

とコミュニケーションをとって、開院後の診療予約につなげてください。この内覧会の実施による副次的効果として、地域内に、開業前に口コミを発生させるきっかけになりますし、新聞チラシ、ポスティングとの相乗効果も出てきます。

2-5 新聞チラシによる広告

　新規開業時の広告として、よく利用する新聞チラシはコストを抑えての広範囲の広告に適しています。ただし、受け取った方々に対してのインパクトには多少欠ける面があります。このような特徴を前提に有効な広告媒体として活用してください。

（1）新規開業時の広告として

　新規開業時は、まず新規開業したことを何らかの手段により知らせることが重要ですから、診療圏よりも二回り位広い地域への告知が必要です。このような場合の広告媒体として新聞チラシを活用してください。

①新聞チラシの配布範囲を絞りすぎない

　新聞チラシは広範囲の告知を目的にしていますから、配布範囲は診療圏の二回り位の広い地域とし、配布範囲を絞りすぎないようにしてください。配布枚数で言うと3万枚から5万枚位を目途にしてください。

②配布回数は1回から2回

　新聞チラシの回数は、開業広告として行う他の広告手法との関係もありますが、開業日の半月から1ヵ月前に1回、2回配布する場合は、開業1週間前にもう1回としてください。

③記載する内容

　新聞チラシの配布目的が開業の告知を中心にすることなので、記載する情報量が多過ぎると逆に効果が出にくい場合があります。

　開業広告として新聞チラシを利用する場合は、通常は日曜日の朝刊に入れることが多いのですが、日曜日は他の新聞チラシも多数あ

りますので、その中で目立つためには記載する情報を絞りこんだほうが効果的だと思います。具体的には、

・診療所名
・開業日
・住所、地図
・電話番号
・予約の取り方

などです。

（2）開業後の広告として

　開業後の広告は口コミが中心となるため新聞チラシの出番は減りますが、広範囲に経費を抑えて利用できるため、開業後も有効な場合があります。

　地域の住民は、多いところだと毎年2割位は入れ替わると言われています。従って、年に1回位は地域の住民の皆さんに、診療所の情報を提供することが有効です。

　特に、新しい設備の増設時は写真入りで実施すると効果があります。

2-6 ポスティング

　新聞チラシの次の開業広告として実施したいのが、ポスティングのような地域の住民に直接呼びかける開業広告です。
(1) ポスティングを開業広告の中心に
　ポスティングは新聞チラシと比較して、各家庭に投函されるので住民の目にふれる確率が高くなります。また、封書でおこなうので、受け取った方も重要性の認識が新聞チラシより数段高くなります。
(2) 配布枚数は新聞チラシの1割を目途に
　配布枚数は新聞チラシの1割程度、3千枚から5千枚で実施してください。配布地域は新聞チラシを配布した地域の内側で、ご自身の診療圏はカバーしてください。
(3) 記載内容は写真入りで盛りだくさんに
　記載内容は、写真を入れて盛りだくさんにします。先生の経歴、開業の思い、診療所の設備、診療方針、診療時間、電話番号等、A4用紙の裏表ですと結構情報が入ります。
　紙質も上質なものを使ってください。以前、開業広告でポスティングを実施した時に、開業後半年位して、患者さんが開業広告時のポスティングを持参して来院したというお話を聞いたことがあります。
　また、ポスティングは診療所の情報がコンパクトにまとまったものとなりますので、開業後においても診療所のパンフレットとして活用できます。余分に準備しておいて、受付等に置いたり、治療完了の患者さんに差し上げたりしてください。
　内覧会を実施する場合には、ポスティングの封筒に別紙で内覧会のお知らせを同封するとよいと思います。

2-7 内覧会

　内覧会を開業広告のまとめとして実施することをお勧めしています。

　新聞チラシで広範囲に告知を行い、ポスティングで診療圏を中心とした地域住民の方に診療所の詳細をお知らせし、内覧会で実際に診療所を見ていただき、先生、スタッフとお会いして、来院の動機を高めていきます。

　そのような流れで内覧会を計画すると、開業広告にメリハリが出てくると思います。

(1) 歯科開業の開業広告に適した内覧会

　内覧会を開業広告の実質的な意味で考えると、開業前に予約を取る最高の場であるということです。

　最近、医院の新規開業でよく内覧会を開催していますが、医科の場合には通常、予約診療がなく、また、来院患者数に季節変動があるため、内覧会に来院した地域の住民の方々が、開業日以降来院する確約が少ないと言えます。

　一方、歯科医院の場合には予約制が多く、来院患者数に季節変動が少ないため、内覧会に来院した住民の方々が、開院日以降来院する確率が非常に高いと言えます。

　過去の内覧会の来院者のうち、予約をした割合は約3割です。よって、開業時の目標とする新規患者数の一部は、内覧会で確保できる確率が高いということです。

　そのために、この内覧会での予約をいただくことを意識しながら、内覧会の運営を検討してください。

(2) 開催の日時

開業日まであまり日をおかない週末がよいと思います。時間は午前10時から午後4時位でよいでしょう。

開催日数は週末の二日間か三日間が適当です。

(3) 内覧会の告知

ポスティング配布時に開催内容を記載した別紙を同封したり、診療所前に告知の看板を出したり、近隣へのあいさつ回り時に個別にご案内したりしてください。

(4) 当日の運営

当日は先生、スタッフ含めて診療する体制と同様の準備をします。

内覧会参加者が来院した場合の段取りを事前に打合せしてください（案内係、予約係）。

また、来院した方々に何をアピールするか、先生と来院者のコミュニケーションをどのようにしてとるかということも重要です。

過去の事例からご紹介しますと、診療所の治療システムを大きな紙に記載して掲示したり、簡単な検査を行ったり、医療機器の説明用のポップを作成したり、歯科にかかわるミニセミナーを開催したりしたケースがありました。

また、内覧会時、来院していただいた地域住民の方々に、ちょっとした手土産を準備すると好印象となります。高価なものでなくてもよいので、診療所を印象づけるものを準備すると効果的でしょう。

歯ブラシ等の歯科関係グッズに限定することなく、名前入りの文具、家庭用品等ひと工夫して準備するとよいでしょう。

2-8 開業後の口コミを広げるツール
～紹介カードの活用～

　紹介カードというのは、飲食店等でよく見かける、お店を紹介するハウスカードです。
　歯科医院の広告ツールとして考える場合、口コミを発生させるツールとしての意味があります。
　患者さんからの口コミによる紹介は、治療完了後、患者さんの治療に対する満足度が高ければ高いほど発生します。ご自身の通院する歯科医院がすばらしいということは、患者さんにとってもひとつの自慢の種でもあるわけです。そこで、現状の歯科治療に不満を持っている知人等がいた場合には、自分のかかりつけの歯科医院の自慢の一つとして、また、いい歯科医院を紹介したいという気持ちから紹介行為がおこります。
　この時に、診療所の内容を記憶だけで知人等に伝えようとしても、全ての事項が上手く伝わるかは疑問です。このような場合に「この先生はいい先生ですよ」と一言言って、紹介カードをお渡しいただければ効果抜群です。

（1）紹介カードの体裁

　あえて紹介カードと明記する必要はなく、医院カード、お客様カード等の名称でもよいでしょう。
　内容は名刺サイズに診療所の情報を中心に記載してください。
　診療所名、電話連絡先、住所、診療時間、地図は裏面に記載するとよいと思います。
　紹介カードの目的は、それを受け取った方に歯科医院へ来院していただくことです。

従って、記載内容は診療所の情報を中心にすることと、予約の入れ方、診療所までのアクセスがしっかりわかることが必要です。

（2）紹介カードの活用方法

紹介カードは受付において、患者さんが自由に持っていけるようにしてください。

患者さんが受取りやすいようにするためには、患者さんから見て右側に置いたり、紹介カードをカードホルダーに入れたり、ご自由にお持ちくださいというようなメッセージを入れたりする工夫も大切です。

また、完了患者さんには紹介カードをお渡しして、ご紹介をお願してもよいと思います。

2-9 再初診対策
～開業6ヵ月目から1年目までの対応～

　開業広告等により患者数が目標通り獲得できたなら、次は患者さんの診療に集中してください。開業準備から開業3ヵ月目位までは、先生自身の診療を受けたことがない患者さんを中心にしていたと思います。その後は現在治療中の患者さんが治療完了して、新しい患者さんを紹介してくれたり、また、ご自身が定期検診や別の部位での再初診をすることになります。この再初診で初診時以上に満足いただける治療ができたとすると、先生の診療所への今後の継続率はかなり高まります。この最初の再初診への対応を「再初診対策」といいます。

（1）再初診対策の前提

　開業時と同じに思えても状況は変化しています。
　開業して6ヵ月目というと、診療所内の状況もだいぶ落ち着いてきている頃かと思います。先生自身も院内のシステムも、ある程度安定化してきていると思います。ただし、まだ開業して間もないことから、患者さんへの取り組みは開業時とそれほど変化がなく、目いっぱい対応している意識が強いと思います。
　しかし、レセプト件数や1日平均患者数等は開業時と比べると増加して、先生ご自身が考えている以上に状況は変っているはずです。
　例えば、
・初診時のアポイントはすぐ取れますか
・再診の患者さんのアポイントは週1回入りますか
・患者さん1人当りの診療時間は十分に取れていますか
・患者さんへの治療説明は十分にしていますか
　以上の全てが開業時と同じようにはいかないと思います。スタッフ

も同じような状況にあると思います。

（2）患者さんは更なる満足度を求めている

再初診で来院した患者さんは、開業時に来院したときの良いイメージを前提に、更なる満足度を求めて来院します。再初診時に開業時と同じ対応をしても、患者さん本人からすると、開業時の満足度の方が高いと思います。従って、再初診時には更に満足度を高めるか、満足度の内容を変えていくことが必要になります。

（3）評判の良い歯科に通院していることの満足度もある

患者さんの心理はおもしろいもので、自分が通院している歯科医院が、評判が良くて混んでいると悪い気はしません。治療や対応がよければ満足度は更に上がります。そのために、「再初診対策」にあっては、治療面の対応が十分にとれることに重点を置いてください。

（4）再初診対策の留意点

患者数が増加しているときの対応なので「人・物」のチェックをする。

人とは歯科医師・スタッフ数のことです。特に、開業時にスタッフ2名でスタートの場合には3人目の採用を検討することになります。また、物とは設備です。ユニット数2台でスタートの場合には3台目の増設を検討し、再初診来院による患者数の増加に対応します。

検討の時期は、ユニット2台、スタッフ2名開業の場合には、1日平均患者数が15名を超えたら検討してください。また、6ヵ月経過時も同様の趣旨で検討をしてください。順調にいけば、対策後1日平均20人から25人の平均患者数が達成できてきます。

2-10 広告発信

　患者さんへの情報発信は、来院を促進するものが多くなることは当然ですが、それ以外にも継続的に情報発信をすることにより、患者さんとの信頼関係が醸成され、結果的に継続性が図られていきます。

（1）いきなりのリコールカードよりは定期的な季節の便りが重要！

　年賀状は最低限のお付き合いのかたちであると言われています。しかし、歯科医院から年賀状を患者さんに出すという習慣はあまりないように思います。年賀状が来ないからといって患者さんが歯科医院に対して不快感をいだくこともないでしょう。一方診療行為の一環というべきリコールカードが、患者さんに送られたときの反応はどのようなものでしょうか？多くは診療時期をお知らせする連絡として事務的に感じていると思いますが、一部の患者さんは「○○先生も大変なんだなー」と患者来院促進活動の一環と感じていることも事実です。

　これでは本来の定期健診活動も上手くいきません。患者さんとの信頼関係を築く一部として、お付き合いの前提ともいえる年賀状、クリスマスカード、暑中見舞い等の季節のあいさつを患者さんに出されたらいかがでしょうか。

（2）スタッフの増加、医療機器の増設は患者の注目を浴びる！

　スタッフが新しく入ったり、医療機器を新しく購入したり、ユニットを増設したりということは、純粋に院内のできごとでありますが、患者さんとすれば、自分がかかりつけの歯科医院の成長を間接的に感じるできごとです。また、今度入ったスタッフはどんな人だろうか、新設された医療機器はどんな治療に使うのだろうかとか、興味があるものです。患者さん向けに院内の情報をお知らせすることにより、さ

らに親近感を深めてください。

（3）院内新聞はスタッフの手作り感がいい！

院内作成のニュースレターは、スタッフによる手作り感が患者さんとの親近感を深め、コミュニケーションを取るきっかけ作りになります。自医院の患者さんを対象にして、個別具体的な内容にしてみてはいかがでしょうか。

（4）院長の生の言葉は親近感を呼ぶ！

最近はHPやブログで、そのHPの主催者（社長など）が日常のできごとを発信しています。HPの内容より本人のブログのほうが話題になっていることもあります。

歯科医院の患者さんにとっても、院長について治療以外のことは知っているようで知らないものです。知らないからといって、何ら不利になるものではありませんが、このような情報発信は直接患者さんに訴えるものなので、親近感を高める効果はかなりあります。

2-11 開業から3ヵ月の注意点

　開業3ヵ月間は、開業前の開業準備がどの程度上手くいっていたかの結果がでる期間であり、また、今後患者さんを自医院の継続患者にできるかどうかの重要な時期です。

（1）開業当初の患者さんの来院理由は？

　新規開業の場合は、ほとんどの患者さんは先生が以前に治療をしていない患者さんだと思います。患者さんは、何らかの情報を得て先生の医院に来院した訳です。

　この何らかの情報提供が開業広告です。言い換えると、開業広告がなければ、患者さんが来院するきっかけは著しく少なくなるでしょう。

　また、開業広告は患者さんが先生の医院に来院しやすいような情報を提供しなければなりません。

　具体的には、自医院の基本的な情報提供はもとより、今までのかかりつけの歯科医院とは違う点を強調すること（差別化）が重要になります。診療日、診療時間、治療内容等で特徴を出していくことが必要です。

　来院する患者さんは今まで、他の歯科医院に通院していた方がほとんどです。その中には通院している歯科医院に不満がある患者さんもいるでしょうし、不満はないにせよ、現在は治療の必要を感じていない方もいると思います。

　このような患者さんを自医院の新規患者とするためには、患者さんにきっかけを与えることが必要です。

　例えば、今まで通院している歯科医院よりも近くに開業したとか、

自分と年齢が近い先生が開業したとか、インプラント治療をしている医院が開業したとか理由は種々あると思いますが、先生の歯科医院に通院するきっかけとなるような情報提供が開業広告の重要な要素です。

（2）新患数の多さがその後の患者数にとって重要

開業から3ヵ月の新患数が今後の患者数の基礎となることは、繰り返しご説明しているところです。すなわち、開業当初の1日平均患者数を構成する重要な要素であり、完了患者さんが新たに患者さんを紹介する基本となる要素であり、更には数ヵ月後に再初診する患者さんの基盤となる要素だからです。

従って、開業から3ヵ月間は新患数の目標を決めたら、その数を達成するように重点を置いて対応すべきです。

（3）3ヵ月間の完了患者数と紹介数

新患数がいくら多くても、一定の治療期間が経過すると完了します。

一般的に新規開業の歯科医院に来院される患者さんは、いままで通院していた歯科医院での予約間隔の長さや、待ち時間の多さを避けるために、比較的すいている新規開業の歯科医院に来院してくる場合があります。

そのために、予約の取りやすさは当然として、治療期間の短さ、アポイント間隔の短さも意識したほうが良いと思います。

また、アポイントが入るなら週2回位のペースで短期間に完了することも、新規開業から3ヵ月間ならできると思います。

あくまでも治療内容による治療期間の決定が前提ですが、紹介患者さんの発生を意図するなら、完了患者さんが多いほうが紹介の可能性は高くなります。

もちろん、治療内容に満足しなければ紹介は発生しにくいので、良い治療が一番の広告になります。

完了患者数が一定数発生するまでは、紹介患者数もなかなか増えないでしょう。この点からも新患数が多く、完了数も多くなるようにするためには、開業当初3ヵ月の新患数が多いことが有利だといえます。

2-12 開業から6ヵ月の注意点

　開業後4ヵ月から6ヵ月の期間については、開業当初新患で来院された大部分の患者さんが治療完了してくる時期です。この完了した患者さんから紹介の患者さんがでてくるかが重要な点です。また、それ以外の新患数も必要な時期なので、新患数も開業3ヵ月の水準を維持していくことが重要です。

（1）新患来院理由に注目

　この時期においては、新患で来院した患者さんが開業時の広告等による来院なのか、患者さんからの紹介による来院なのかに注目してください。

　問診表に来院のきっかけを記入する欄を設けておくと、来院理由の把握に有効です。この点は今後も必要となる項目ですので、開業時から実行してください。

　また、紹介された来院患者さんがどのように紹介されたのかを会話のなかで読み取れると、患者さんの自医院に対する想いが、間接的ではありますがある程度は分かります。

　例えば、「インプラントが専門と伺ったので」とか「治療していただいた入れ歯がとても調子がいいと聞いたので」とか治療面による紹介の場合には、その紹介していただいた内容そのものが先生の歯科医院のアピールポイントとなるものですので、積極的に広告時の表現として使うと効果的です。

（2）口コミを促進する紹介カード

　治療の完了による紹介を増やしたい場合、患者さんが治療内容による紹介をしてくれるとありがたいのですが、全ての完了患者さんがそ

のような紹介をしてくれるとは限りません。また、紹介したくてもすぐに口頭で紹介できるとも限りません。

そこで、完了患者さんからの紹介が促進されるように「紹介カード」の作成をお勧めします。

名称は特に「紹介カード」とする必要はありませんが、自医院の基本的な情報（診療所名、診療日、時間、電話番号）と地図を中心とした名刺大のカードを作成すればよいと思います。

紹介カードは一般企業の例で言えば、飲食店等のハウスカードのイメージなので、あまり形式的にせず、患者さんが気軽に持って帰れるような工夫をしてください。

（3）完了患者さんの次回の来院時期

治療完了した患者さんについては、次回の来院タイミングの指示をお願いします。また、治療完了後のフォローについて、システムの説明が必要です。

先生からのこのような説明があるかないかで、リコールを実施した場合の来院率に違いがでてきます。

また、患者さん側からすれば、来院時期を明示されることにより、次回の来院を意識でき、先生の医院のシステムに自然に入っていくことができます。

このような前提のもとで、リコールをしていただくと、自然にリコール率は高くなっていくはずです。

2-13 １日患者数と診療点数

　新規開業から安定期になると、予約制が大部分の歯科医院の場合には、１日患者数は予約数に比例しますので、大きく変動することはなくなります。

　そのために、１日患者数が予約可能数目いっぱいに入っているとすると、診療点数への影響は診療日数と１回診療点数によることになります。

（１）年間計画により診療日数を平均化する

　予約制が大部分である歯科医院の場合には、年間の診療日数を多く確保することが診療点数安定化については重要になります。

　従って、年間の祝祭日、医院の特別休暇等を考慮して、できるだけ効率的に診療日数を確保することが必要です。

　そのためには、年間の診療日数の計画を年初に立てて、診療日数を確保しておくことが有効です。

　特に、年末年始、５月のゴールデンウィーク、８月のお盆時期については自医院の休診日と祝日の調整をしながら診療日を決定してください。

　決定した診療日については、遅くとも１ヵ月前には患者さんにお知らせができるように準備してください。

　また、最近の祝日は月曜日への振替型が多くなっていますので、その点も考慮して準備してください。

（２）平均はユニット１台当たり10人

　１日患者数の目安はユニット数を基準とすると、１日ユニット１台当たり10人位です。従って、１日患者数が20人を超えるような状態

になっていたらユニット3台への増設を検討してください。

　特に、新規開業時にユニット2台でスタートする場合には、3台目の導入が目標とする患者数25人から30人に達するための、重要な要素となりますのでご留意ください。

　平成21年の診療日数の計画表（表❷）です。自医院の休診を考慮して年間の診療日数を効率的に管理するように検討してください。

表❷　診療日数表

月	祝のみ	日のみ	祝・日	祝・日+平日					
				月	火	水	木	金	土
1月	29	27	25	22	21	21	21	20	20
2月	27	24	23	19	19	20	19	19	19
3月	30	26	25	20	20	21	21	22	21
4月	29	26	25	21	21	21	20	21	21
5月	27	27	23	20	20	20	19	18	18
6月	30	26	26	21	21	22	22	22	22
7月	30	27	26	23	22	21	21	21	22
8月	31	26	26	21	22	22	22	22	21
9月	27	26	23	20	19	19	19	19	19
10月	30	27	26	23	22	22	21	21	21
11月	28	25	23	19	20	19	19	19	19
12月	30	27	26	22	21	22	21	22	22
合計	348	314	297	251	248	250	245	246	245
月平均	29.0	26.2	24.8	20.9	20.7	20.8	20.4	20.5	20.4

2-14 ユニット増設のタイミング

　保険診療の場合には1回診療点数が各歯科医院でほぼ同じ状況にありますから、保険点数を増加させるということは、実日数を増加させることに等しいと言えます。
　また、実日数は診療日数、診療時間によって制約をうけますが、それらが一定の場合には歯科医師数に比例します。
　歯科医師数が一定の場合には、その医師数に適したユニット台数が確保できているかどうかにより、実日数が違ってきます。
　以上により、ユニット台数が保険診療に重要な要素であることがわかります。

（1）新規開業時の2台から3台への増設

　新規開業をして1日平均患者数が15人程度になると、ユニット2台では診療が窮屈な感じになってくると思います。
　1日平均患者数が15人という状況は、日によっては20人のときもあれば、12人のときもあるという状況かと思います。
　1週間のうち、1日平均患者数が20人の日が2日から3日あるようになったら、翌月の患者数はほぼ毎日20人となりますから、ユニット2台では足りない状況となるでしょう。そこで、1日平均15人が達成できたら、是非、3台目の導入を検討してください。

（2）開業6ヵ月目以降の再初診対策

　開業から順調に患者数が増えている場合には、開業当初に新患来院した方々が、定期健診や他の部位の治療で再来院される再初診対策を考えておかなければなりません。
　開業からほぼ6ヵ月を経過した頃より、再初診数が増加してきま

す。この再初診は開業時の初診が多いほど数が見込まれますので、通常の新患数とは別枠で考えていただきたいと思います。

　この再初診患者さんへの対応として、ユニット2台から3台目への増設が必要です。

（3）月回数が減少している場合の対策としての増設

　月回数の減少傾向が止まらない場合には、設備や歯科医師数のキャパシティーオーバーにより、患者さんのアポイントが入らない状況が考えられます。歯科医師数はすぐには増やせませんが、ユニットを増設することで月回数が増加し、実日数が増えるようでしたら、ユニット増設を検討してください。実際の診療においては3台をフルに使うことはないかもしれませんが、急患の受け入れや歯科衛生士業務等による活用を考えると、もう1台あったほうが余裕のある診療ができると思います。

　また、月回数が2回を切るようになると患者さんからアポイント間隔へのクレームがでてくることがありますので、そのようなことへの対応としてもユニット増設の検討が必要です。

（4）歯科医師2名体制時のユニット増設

　歯科医師が2名体制になった場合にはユニット4台から5台への検討をしてください。

　歯科医師が2名となることにより保険診療が従来の2倍になることはないにせよ、2人が遠慮しあって歯科医師が1人のときよりも効率が悪くなる場合があります。

　このような場合は、保険診療だけでなく自由診療への影響もでてくる場合がありますから注意が必要です。

　また、ユニットの増設と併せてスタッフの増員も検討する必要があります。

　歯科医師が2名体制になるとユニットの増設、スタッフの増員により、業績が悪化する場合があります。これは、経費が増えたのに診療

収入の増加が図られていないためです。

　歯科医師2名体制で診療収入が年間7千万円台で安定している場合には、経費が増加している分だけ診療収入を増加させる対策をとらなければ業績が悪化してきます。1日患者数の増加や、自由診療収入の増加により、年間8千万円水準への底上げが必要です。

2-15 歯科医師増員のタイミング

　歯科医院の収入増加の過程において、ユニット増設と同じくらい歯科医師増員の決定は難しいことです。

　歯科医師が2人になったからといって診療収入が2倍になる訳ではありません。

　また、診療収入を2倍にするために経験の豊富な歯科医師を採用すると、そのことに対しての支出が大きくなります。

　そのために、診療面からの要請と歯科医院経営の側面から、歯科医師の増員を検討することになります。

（1）平均患者数が30人を超えたら検討

　1日の患者数が30人を超えてきたら歯科医師増員の検討をしてください。すぐに増員するという訳ではなく、増員した場合のシミュレーションをしてください。

　①月回数が減少している場合

　　平均患者数が30人を超えて月回数の減少が見られる場合には、月回数を上げるためにユニットや歯科医師の増加が必要な場合があります。この場合に歯科医師の増員が有効と判断される場合のシミュレーションです。

表❷

項　目	現　状	改善後	増　減
レセプト件数（件）	300	300	0
月回数（回）	1.8	2.0	0.2
実日数（日）	540	600	60
1回点数（点）	500	500	0
診療点数（点）	270,000	300,000	30,000

月回数アップのための歯科医師増員については、増員による実日数の見込みが立てやすいので効果が表れやすいものです。

表❷のように現状でレセプト300件のもとで従来の月回数2回が1.8回となっているような状況の場合、原因として多くは歯科医師1人のキャパシティーを超える患者数となっているため、予約が入らなくなり月回数が減少していることが考えられます。

そこで、歯科医師を増員して月回数を上げ、実日数を増加させて診療点数を上げることになります。

この例ですと、実日数を60日増加させるような歯科医師の増員に対して、保険収入が3万点増加の見込みです。

この前提では歯科医師を非常勤で週2日から3日位で増員することが考えられます。

② 1回診療点数が減少している場合

表❷

項　目	現　状	改善後	増　減
レセプト件数（件）	300	300	0
月回数（回）	2.0	2.0	0
実日数（日）	600	600	0
1回点数（点）	450	500	50
診療点数（点）	270,000	300,000	30,000

同様に表❷の例では、歯科医師不足により1人当りの診療時間が少なくなり、1回診療点数が低下している場合です。この場合も歯科医師の増員により院長先生の1人当たりの診療時間が従来通り確保できます。1回診療点数が元にもどれば月3万点の診療収入が増加しますので、それに対応した歯科医師の増員を検討することになります。

（2）歯科医師増員による関連支出

歯科医師の増員の場合には、人件費負担だけではなく、関連してユニット増設、スタッフ増員も考慮する必要があります。特に常勤採用

の場合にはこの点が重要です。

　ユニットについては、3台の体制で歯科医師2名の場合には、一時的にはよいと思いますが、常勤2名体制になると4台もしくは5台体制の必要が生じてくると思います。

　また、スタッフについては3名体制の状況で歯科医師2名となると、診療室内のスタッフは常に3名必要となってくるでしょう。そこで、専任の受付の採用を検討するか、診療室内スタッフを増員するかの検討が必要となります。

診療収入から
みた経営対策

第3章

3-1　1人点数と診療収入

　1人点数に月間実日数を乗じたものが保険診療収入となりますから、月間実日数が大きくなり安定すればするほど、1人点数の大小は診療点数に影響します。

（1）1人点数は診療所により異なる

　1人点数の平均は現状で約600点前後です。しかし、個々の診療所の1人点数はかなりの幅があります。

　橋本会計のお客様資料による1人点数は400点から1000点位の幅があります。

　月診療収入別の1人点数は（表㉕）の通りです。

（2）1人点数と月回数との関係

　1人点数は保険診療収入の金額要素（単価）ですから、もう一方の数量要素の影響をうけます。その数量要素とはレセプト1件点数については月回数であり、保険診療については実日数です。

　レセプト1件点数が高い診療所は月回数が少なく、レセプト1件点数が低い診療所は月回数が多い傾向にあります。1人点数はどちらかと言うと月回数との直接的な関係よりも、レセプト1件点数との関係が強い傾向にあります。

（3）診療内容がレセプト1件点数に反映されているか

　個々の診療所により幅がある1人点数ですが、実際の診療内容が1人点数に反映されているか、よく確認してください。治療内容により変動するはずの1人点数ですが、各個人の状況をみると、治療の内容よりも個人の請求方式に左右されている傾向にありますので、思うほど意識的に変動しにくいように思えます。

表㉕

月診療収入	1人点数	回数	1件点数
総平均	594	2.11	1,255
200万円以下	556	2.47	1,372
200万円台	582	2.07	1,203
300万円台	578	2.14	1,240
400万円台	588	2.13	1,250
500万円台	608	1.96	1,192
600万円台	639	2.21	1,414
700万円台	600	2.07	1,242
800万円台	607	2.11	1,279
900万円台	676	1.85	1,250
1000万円超	606	1.98	1,198

1人点数

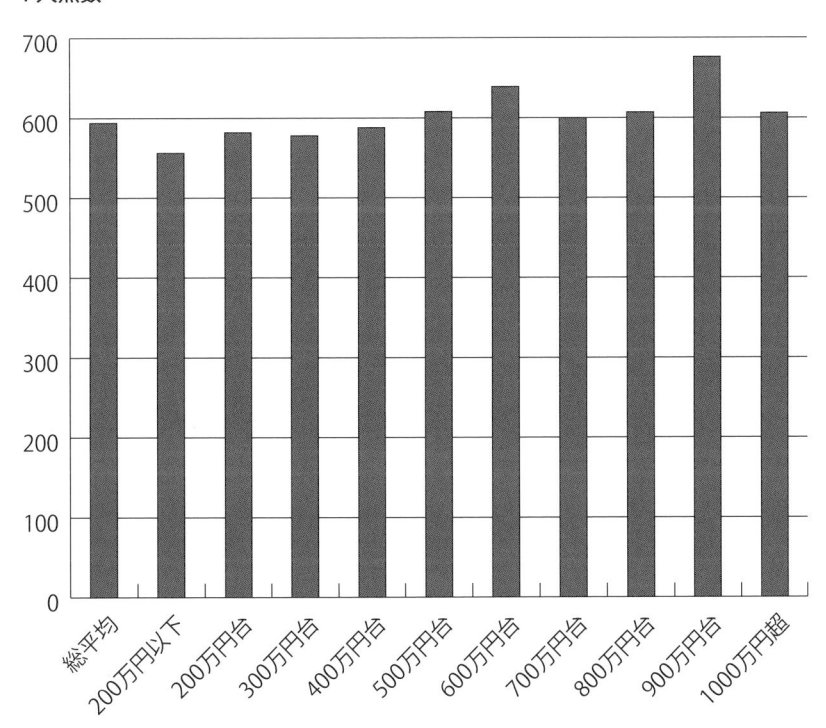

レセプト1件点数

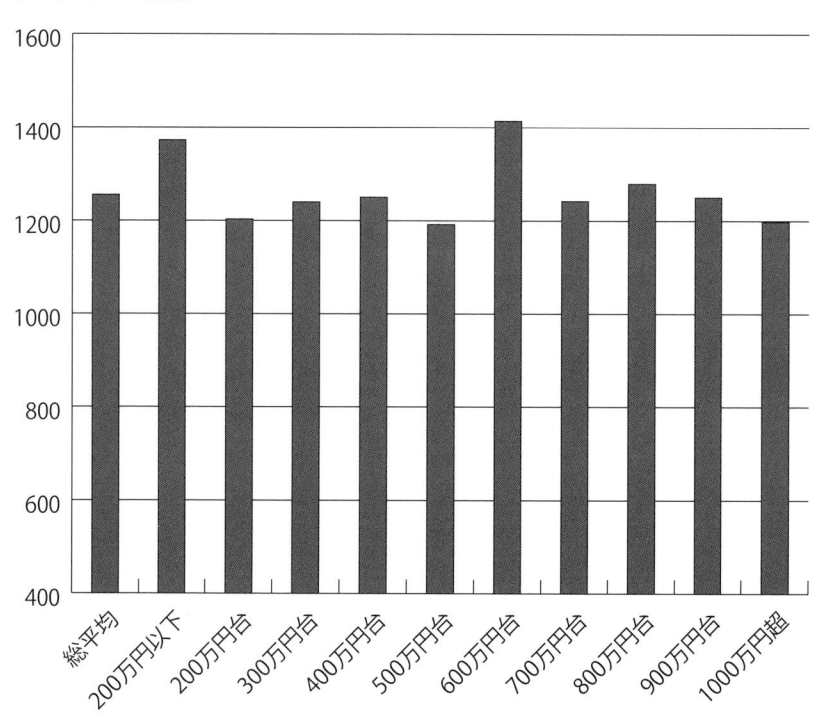

区分	点数
総平均	1260
200万円以下	1375
200万円台	1205
300万円台	1245
400万円台	1250
500万円台	1190
600万円台	1415
700万円台	1245
800万円台	1280
900万円台	1250
1000万円超	1195

3-2 ホームページと診療収入

　ホームページは、現状広告規制の範囲外ということで歯科医院の広告媒体として広く活用されています。広告媒体としてのホームページについて、現状までの流れを患者側の視点からまとめます。
（1）電話帳からホームページへ
　ホームページの初期の段階においては、電話帳に代わる検索手段としての意味合いが強かったように思います。
　そのために、地域検索からの表示や歯科サイトからの表示が上位となることで広告効果がありました。電話帳広告でいうと「あ行」が一番効果があるのと同様でしょう。
　患者としては、来院を前提に検索しているので、上位表示されることは相当の効果がありました。
（2）治療内容による検索対応
　次の段階としては、特定の歯科治療を希望する患者さんが、治療内容から歯科医院を探す場合、ホームページが重視されるようになりました。
　この場合には、治療内容の説明、写真、料金等その治療について詳細に記載する事で、ホームページへのアクセス並びにその歯科医院への来院が促進されると考えられていました。このことから、治療別のサイトが多数作成されたり、各歯科医院のホームページが治療例を多数掲載するようになりました。
（3）歯科医院のブランド構築のホームページへ
　ホームページによる患者集客の成功により、専門治療を前面に押し出した歯科医院経営が、歯科医院の規模拡大に繋がりました。そのた

め、ホームページはその歯科医院のブランドを高めることを目的とした内容に移行してきました。

　ホームページのトップ画面の工夫や治療規模の表示、院長の詳細な経歴の紹介等はそういう現れの一つでしょう。この傾向は他業種にも共通であり、ホームページのトップをみただけでは、歯科医院か否かはっきりしないホームページもあります。

（4）診療収入との関係

　ホームページによる集客は、専門治療を前面に押し出した頃から効果をあげています。しかし、他の広告媒体も同様ですが、来院促進の効果と、来院継続の効果とは異なると思います。来院継続の効果は各歯科医院の治療内容、応対、治療システム等に負うことが大きいので、その部分までホームページにまかせるわけにはいかないでしょう。従って、ホームページ活用の目的を絞りこんでいかないと、有効な活用ができないように思います。

3-3 医療法人化の決断と診療収入

　平成19年4月の医療法改正により、これから設立する医療法人は、従来の医療法人とは出資金の払戻及び解散時の残余財産分配の仕方において異なるものです。
　しかし、改正による影響は、医療法人化の目的の多くが節税対策であることを考慮すると、大きく不利となることはないので、節税のメリットを中心に検討していただいて結構です。
　医療法改正後、設立件数が落ちていた医療法人申請も、ここにきて従来水準以上に戻ってきました。

（1）医療法人化の状況
　現状においては、歯科医院総数の約10％が医療法人化されています。医科の法人化と比較すると少ない状況です。
　橋本会計の歯科のお客様についての医療法人化の状況は（表❷）をご参照ください。

（2）収入基準は
　医療法人設立時の収入基準は規定がありません。従って、開業時からでも設立申請はできます（一部都道府県においては、実績基準あり）。
　そこで、医療法人設立の目的から収入基準を示すとすると、収入が年間5千万円を超えたら是非医療法人化を検討してください。
　次に、年間6千万円を超えたら現状の税制においては医療法人化が税金上は有利となりますので、設立に向けて具体的な準備をしてください。

表❷ 収入別医療法人化の状況

月収入区分	総数	個人	法人	法人化率
200万円以下	15	14	1	6.7%
200万円台	36	34	2	5.6%
300万円台	40	34	6	15.0%
400万円台	23	17	6	26.1%
500万円台	11	6	5	45.5%
600万円台	14	6	8	57.1%
700万円台	8	2	6	75.0%
800万円台	8	1	7	87.5%
900万円台	7	1	6	85.7%
1000万円超	20	1	19	95.0%
合計	182	116	66	36.3%

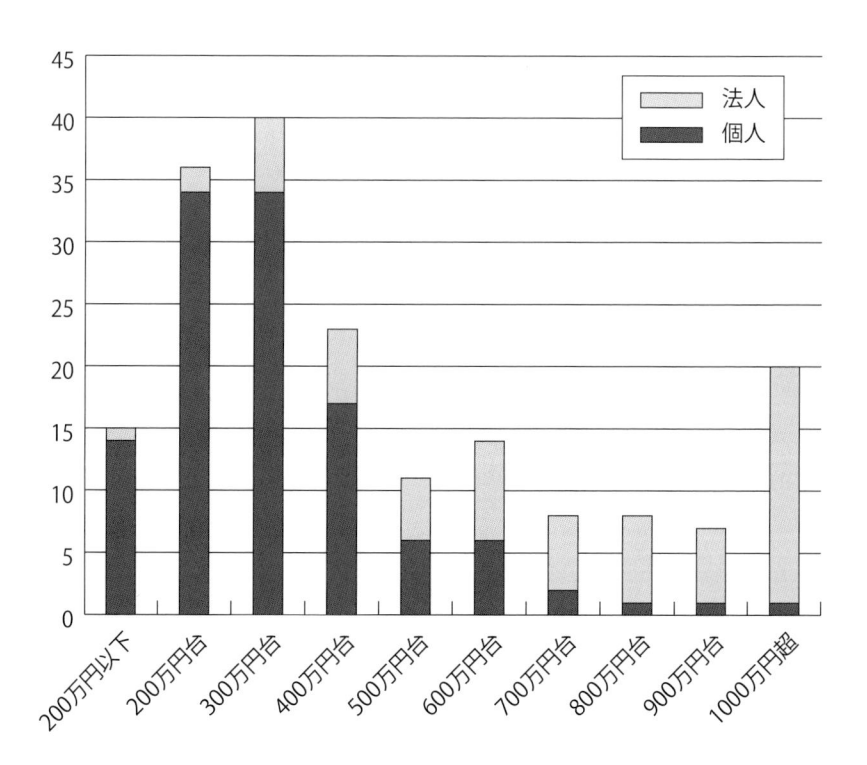

（3）節税となる理由

　個人は所得税、法人は法人税が課せられますが、現状では法人税率のほうが低く設定されています。従って、利益が発生した場合には、法人税のほうが低い税率適用になり、有利です。

　また、法人から支払われる院長への給与については、給与の控除があります。この点でも個人事業のときより課税される金額が低くなるため、節税になり有利です。

　さらに、個人事業のときに消費税の課税が発生している場合には、医療法人化により2事業年度は消費税が免税となりますから、この点でも節税ができます。

　医療法人設立後は、役員に対する役員保険の加入と役員退職金対策をすることにより、役員保険料の一部の経費化と将来の退職金受取という、節税と退職金準備のプランも可能です。

3-4 運営形態と診療収入

　個人事業と医療法人の診療収入の状況は、医療法人のほうが一般的に大きくなっています。
　これは、医療法人化の目的が節税対策であることから、医療法人化した歯科医院は利益が大きく、従って、診療収入も大きいと言えると思います。
　また、一般法人の状況を見ても、業容が大きくなると法人化しているところが圧倒的に多いことから、規模が大きくなった場合の運営方法として、法人が向いているといってもよいでしょう。
　その他の法人化の留意点を説明します。

（1）社会保険加入の有無
　個人事業においては、社会保険は従業員が5名以上となると健康保険と厚生年金が強制加入となります。従って、5人以下の体制の場合には、個人事業として運営したほうが、社会保険の事業主負担は少なくなります。

（2）将来の分院展開
　歯科医院の規模が大きくなり、分院を設ける場合、個人事業主は分院開設ができません。医療法人の場合には、自分以外の歯科医師を管理者にすることで、分院開設が可能となります。

（3）後継者問題
　医療法人制度は続けるための形態ですから、後継者が決まっていればなお有利ということになります。

3-5 開業立地と診療収入

　開業地の選定は、開業後の患者数に大きく関係する重要なことです。従って、なかなか開業地を決定できないことにもなります。また、すばらしいと思う開業立地が、すべての先生にとってベストであるとも言えません。結局、開業してみないと正確には判断できないのですが、多くの歯科医師は当初決定した開業地で診療をして、実績をあげています。ますます、開業地選択に悩むところです。

（1）診療方針（コンセプト）が決まると開業地も決めやすい

　開業後、どのような診療をするのかという診療方針を決めてください。診療方針というと非常に形式的なことのように思われるかもしれませんが、実は開業後において診療に一本柱があることは、種々の意思決定をする場合に重要なことです。ご自身のなかで診療方針が決まると、それが目標となり、現状から目標を達成する手段が具体化してきます。どんなことでも思い通りにいくほうが少なく、現実と目標との乖離をどのように埋めていくかが成功への近道だと思います。

　開業立地についても、診療方針がしっかりしている場合には、立地の良し悪しよりも開業後にどのような診療をするかに意識が集中するので、結果的に上手くいっているようです。

（2）開業日を決めると開業地も決めやすい

　意思決定の方法として、退路を断って考える方法があります。いつまでも可能性があると考えていると、なかなか決定できないことがあります。ある一定の決め事を自分のなかですることで、意思決定ができる場合があります。

　開業立地もある程度の期間で決定することを考えてください。

例えば開業日を決めると、現在の勤務先との関係（退職日）をどうすればいいか、融資のための担保を準備するためにご両親と打合せをしなければ、等、具体的な動きがでてきます。

開業して事業主としてやっていくなかで重要なことは、意思決定することです。この意思決定ができないと、自分がトップとなって事業をやることには向きません。事業主となる最初の意思決定として開業地を考えてください。

（3）開業計画書を作成すると開業地も決めやすい

開業地を決定する場合に、一つ一つの物件を、気に入る物件が出るまで検討していく方法もありますが、この方法だと実際はなかなか決めることができません。

そこで、現状で提示されている物件で、仮に開業するとした場合の開業計画書を作成します。テナントの状況や内装の見積り、医療機器の見積りを入手して資金計画を作成します。この資金計画を前提として収入計画、経費計画を作成します。

すなわち、ここで開業したらどうなるかシミュレーションするわけです。一度、このようなシミュレーションをすると、次の開業地候補が出てきたときに判断がし易くなります。

例えば、同規模で開業する場合、収入はどの位必要なのか、その場合は患者数目標をどの水準におけばいいのか、開業当初の新規患者数目標をどの水準におけばいいのか、この開業立地でそれだけの新規患者数が見込めるか等、具体的な検討を当初の開業計画書と比較できますので、開業立地だけでなく、開業後の運営も含めた判断がしやすくなります。

3-6 診療収入と月回数

　月回数は1か月の保険診療の患者さんの平均来院回数を表すものです。

　そのために、月回数は、歯科医院の開業年数や患者数によってそれぞれ異なるものです。

　来院する患者さんの内容により、新規患者、再初診患者、再診患者という区分で月回数を試算したのが、表❷です。

表❷　開業年数別月回数

摘　要	月回数目途	新規開業	安定期	成熟期
新規患者	1.5	50	30	30
再初診患者	1.0	0	60	90
再診患者	2.5	120	150	200
レセプト件数		170	240	320
実日数		375	480	635
平均月回数		2.21	2.00	1.98

　それぞれの平均来院回数を新規患者1.5回、再初診患者1.0回、再診患者2.5回として試算したものです。

（1）新規開業

　新規開業時は、患者数の構成は新規患者さんが多いものの、再初診患者さんが少ない状況にあります。そのため、月回数は開業当初は3回、半年経過時で2.5回位となります。

（2）安定期

　安定期は、新規患者さんと再初診患者さんの比率が1対2の水準になってきます。さらに、再診患者さんの絶対数が増えることにより、安定感がでてきます。

(3) 成熟期

　成熟期は、新規患者さんと再初診患者さんの比率が1対3の水準になると、非常によい状況と言えます。

　再診数もさらに増加することで診療収入は増加しますが、月回数が2回を下回るようになってきます。設備投資か人的対応により実日数の増加を図り、月回数2回を維持するようにしてください。

3-7 診療収入と実日数

　実日数は保険収入を構成する数量要素として非常に重要です。
（1）診療日数と実日数
　新規開業から安定期に入ると1日の予約患者数が安定してきて、月間の実日数は診療日数にほぼ比例する関係になります。従って、実日数を増加させるためには、月間診療日数を可能な限り増加させることです。
　また、1日患者数を増加させることも考えられますが、現状のキャパシティーが一杯になっている状態では、人員や設備の増加なくしては1日患者数の増加にはつながりません。
　キャパシティーが一杯になっている目安として以下の点を参考にしてください。
①ユニット当たり1日患者数が10人を超えているか
②月回数が2回を切っていないか
③初診、再初診予約を断っていないか
（2）来院種別と実日数
　来院種別によっても、実日数は異なってきます。新規患者が多い場合、再初診患者が多い場合、再診患者が多い場合でそれぞれの来院回数が異なりますから、レセプト件数が同じでも実日数は異なってきます。
　来院種別に関係なく予約時間を設定するのではなく、治療内容によって予約時間を変える等、1日の予約患者数を調整することが必要です。

(3) 月回数と実日数

　レセプト件数が同数であれば、月回数が大きいほうが実日数は多くなります。一定の時間の中で実日数を最大にするためには、来院種別に治療時間を想定して、予約患者数を調整することが必要です。来院種別の月回数を記録して、毎月の月回数に極端な変動がないように管理していくことも、実日数維持には重要です。

3-8 診療収入と自由診療収入

　自由診療収入は、収入が不安定であることから「自費は水もの」とよく言われます。確かに、保険収入と比較すると事前に計画がたたない面はあると思います。
　しかし、ある程度の自由診療収入の水準となると、次第に安定してきます。
　この自由診療収入安定までの段階を説明します。

（1）月ごとの自由診療収入が安定しない段階
　新規開業からしばらくの間は、来院する患者さんの数が少なく、その中から自由診療の患者さんを発掘することは、確率からいっても少ないのは当たり前のことです。
　そのため、この段階では自由診療の患者さんを一人でも多く増やすことに集中することが重要です。その患者さんを中心として口コミの広がり、紹介を増やすようにすべきです。
　月ごとの自由診療収入は多かったり、少なかったりを繰り返しながら、だんだん収入規模が上がってきます。
　月平均の自由診療収入が50万円の水準を達成したら次の段階です。

（2）月ごとの自由診療収入の安定段階
　保険患者も増加して月間30万点水準を達成してくると、自由診療の水準も上がってきます。また、自由診療の患者数も増えてきて、自由診療のリピートも出てくるはずです。
　月々の自由診療収入の最低額の水準が高くなり、年間で月平均の自由診療収入が100万円の水準に達してきたら、安定期に入ったとみてよいでしょう。

（3）安定期から成熟期へ

　月平均の自由診療収入が100万円を超えた場合に、診療方針を自由診療に重点を置くように意識すると、その翌年から自由診療の水準が100万円から150万円、または、200万円というようにもう一段上がります。

　これは、医療機器やスタッフなど自由診療に関係することを、自由診療に重点を置いて考えた結果です。この時期が自由診療の患者数が一番増えている時期かもしれません。

（4）**自費患者層ができているか**

　自由診療の月平均が200万円を超えるころから、自由診療収入にかなりの安定感がでてきます。これは、保険診療で再初診数がある程度になって診療収入が安定するのと同じです。自由診療についても患者層が厚くなり、その中から発生する自由診療収入の水準が高くなってくるわけです。さらに、今後の新規の自由診療患者さんも増えるわけですから、この自由診療の患者数の確保が非常に重要となります。

3-9 診療収入と診療材料・外注技工料

　診療収入と最も関連性のある経費が診療材料・外注技工料です。関連性があるというのは、診療収入の増減と比例して、診療材料・外注技工料の支出が増減する割合が大きいということです。

（1）総診療収入の規模と診療材料・外注技工料

　総診療収入の規模が増加すると、診療材料・外注技工料の金額も増加します。総診療収入に対する割合は15％から20％が平均です。

　総診療収入に対する比率に幅があるのは、総診療収入の保険診療と自由診療の割合が各診療所により異なるためです。

　総診療収入規模別の診療材料・外注技工料の内容については、表❷－1をご参照ください。

表❷－1

区分	総平均	200万円以下平均	200万円台平均	300万円台平均	400万円台平均	500万円台平均	600万円台平均	700万円台平均	800万円台平均	900万円台平均	1000万円超平均
自費率	25.4％	12.9％	17.3％	22.8％	24.0％	30.9％	29.2％	34.9％	41.8％	24.1％	40.1％
診療材料費率	7.2％	7.2％	6.7％	6.6％	7.8％	6.9％	7.6％	8.0％	8.9％	5.9％	8.2％
外注技工費率	8.7％	7.8％	9.5％	8.4％	8.6％	10.0％	8.3％	8.9％	8.7％	7.6％	8.4％
診療原価率	15.9％	15.0％	16.2％	15.0％	16.3％	16.9％	15.9％	16.9％	17.6％	13.5％	16.6％

（2）自由診療収入割合と診療材料・外注技工料

　診療材料・外注技工料と自由診療との関係は、自費率が上がれば診療材料・外注技工料金額も高くなる傾向にあります（表❷－2）。

　自由診療収入を得るために、経費が多くかかっているということです。

　特に最近診療収入が増加してきたインプラント治療は、診療収入も

大きいのですが、経費支出も大きくなりますので、収入に対する経費の割合を算定しながら検討することも必要です。

表❷-2　　　　　　　　　　　　　　　　　　　　　　単位：円・月

自費率	診療収入合計	診療材料	外注技工料	診療原価合計	診療原価率
10％未満	3,604,762	240,869	279,058	519,926	14.4％
20％未満	4,570,462	319,078	412,697	731,775	16.0％
30％未満	5,622,455	395,664	501,731	897,395	16.0％
40％未満	6,772,318	495,797	585,317	1,081,113	16.0％
50％未満	5,635,898	477,631	415,459	893,090	15.8％
60％未満	8,627,878	683,989	914,094	1,598,083	18.5％
60％以上	7,147,705	730,487	536,924	1,267,410	17.7％

（3）診療材料・外注技工料と決算時の注意点

①決算期末の大量の診療材料の購入

　決算期末の大量の診療材料の購入により、経費支出があった場合でも、その診療材料が決算日現在で残っている場合には、在庫として処理します。結果的に経費処理にはなりませんのでご注意ください。

②技工所に預けてある金属の処理

　金属を診療所で購入して、技工所に技工用として預けている場合は、決算日現在の在庫について棚卸として計上することが必要です。

③自由診療前受金に対応する技工料

　決算日現在に治療が完了していない患者さんから、あらかじめ入金いただいた金額については、前受金として実際に治療が完了した日の収入とします。

　この場合に、決算日現在支出した外注技工料等がある場合には、支出した金額について診療材料の在庫と同様に、診療収入を計上した日の経費として処理します（在庫処理と同様の処理）。

3-10 診療収入と給与

　診療収入に対する給与の支払いは、診療収入を得るために直接的に必要な支出ですので、診療収入に比例して生じるものと考えてよいものです（表㉙）。

　しかし、歯科診療所の経営が安定するまでは、最低限必要な水準があります。その水準を超えてくると、個々の診療所の診療内容（保険診療や自由診療）により、必要な給与水準が決まってきます。

（1）開業から安定期まで

　開業から安定期までは、診療収入の規模を確保するために最低限必要なスタッフ数の確保が必要です。

　例えば、ユニット１台当りスタッフ１名がその目安になるでしょう。

　従って、この期間においては、スタッフ数とユニット数が診療収入の規模を決定する重要な要素となります。

　開業からの流れで言うと、３台目のユニットの導入や３人目のスタッフ採用のタイミングが上手くいくか否かで、その後の診療収入の伸びが違ってきます。

　また、診療収入に対する給与の比率は15％から20％の範囲ですが、安定期までは診療収入に対する比率よりも、現状の患者数に対応するユニット数、スタッフ数の観点から、給与について考えたほうがよいと思います。

（2）成熟期に向かって

　安定期からそれぞれの歯科医院の特徴をだしての成熟期においては、歯科医師数が診療収入の重要な要素となります。

すなわち、保険診療にしても自由診療にしても、一人の歯科医師での治療は診療収入に限界が生じます。歯科医師の増員により診療収入の規模拡大が図れるということです。

　そのために、診療収入に対する給与の割合も歯科医師が何人いるかにより異なってきます。

　また、自由診療について歩合給を導入している場合には、診療収入に対する給与の比率は高くなってきます。

表㉙

項　目	総平均	200万円以下平均	200万円台平均	300万円台平均	400万円台平均	500万円台平均
収入合計	5,349,254	1,582,445	2,549,807	3,500,820	4,485,400	5,525,185
給料賃金	1,179,838	264,032	465,792	669,768	837,000	1,099,129
法定福利費	91,632	3,893	3,701	12,709	67,617	67,348
人件費小計	1,271,470	267,926	469,493	682,477	904,617	1,166,478
歯科医師人数	0.55	0.08	0.12	0.18	0.36	0.37
衛生士人数	1.49	0.37	0.76	1.13	1.42	1.48
その他スタッフ数	2.48	1.22	1.75	2.21	2.39	2.29
スタッフ小計	4.52	1.67	2.63	3.52	4.17	4.14
1人当り人件費	281,494	160,755	178,251	194,023	216,776	281,572
売上当り比率	23.8%	16.9%	18.4%	19.5%	20.2%	21.1%

項　目	600万円台平均	700万円台平均	800万円台平均	900万円台平均	1000万円超平均
収入合計	6,507,443	7,425,926	8,604,064	9,511,527	13,406,781
給料賃金	1,516,536	1,522,190	2,041,997	2,160,289	3,550,121
法定福利費	109,470	181,894	239,331	204,605	367,317
人件費小計	1,626,006	1,704,084	2,281,329	2,364,894	3,917,438
歯科医師人数	0.64	0.88	1.43	1.01	2.02
衛生士人数	1.86	1.75	2.26	2.71	3.13
その他スタッフ数	2.87	2.90	2.44	3.14	4.80
スタッフ小計	5.37	5.53	6.13	6.87	9.95
1人当り人件費	302,875	308,153	372,158	344,378	393,910
売上当り比率	25.0%	22.9%	26.5%	24.9%	29.2%

3-11 診療収入と借入返済力

　診療収入が月額500万円あれば、借入返済に当てられる金額はどの程度でしょうか？
　診療収入から借入返済等に当てられる金額を算定してみましょう。
　診療収入から必要経費を差引いた金額が利益となります。この必要経費には支払った必要経費が含まれますが、借入金元金部分については税務上の計算には含まれていません。
　また、税務上、必要経費となっている減価償却費は、購入した医療機器等を複数年にわたり必要経費としたものなので、実際に資金支出されているわけではありません。資金支出は医療機器等を購入したときに一括で支出されているはずです。
　そのために、税務計算上計算された利益を資金上の利益に置きなおすためには、①減価償却費と②借入金元金の二つを考慮することが必要です。
　月額診療収入区分ごとに資金利益を算定し、借入金額ごとに返済金額を控除して手取資金額を計算したのが、表❸⓪です。
　例えば、総平均区分で見ると、
①収入合計は約534万円です。
②外注技工料等の収入原価約86万円と必要経費の約298万円を差引いて
③利益は約149万円となります。
④この利益に対しての税金が約51万円です。
⑤税金を差引いて、減価償却費を加えて金額が資金手取りの約127万円です。

⑥この資金手取りは
・借入返済の原資
・設備投資の原資
・家計費となるものです。
⑦資金手取りが約127万円ありますが、家計費に50万円必要な場合には、77万円が借入返済の原資や、設備投資の積立資金となるものです。

　ご自身の診療収入と家計費の水準から借入返済及び設備投資の積立に回せる金額を算定し、診療収入と比較すると、その金額が１割程度になることがご理解いただけるでしょう。

表⑩
単位：円

医院名	総平均	200万円以下	200万円台	300万円台	400万円台	500万円台	600万円台	700万円台	800万円台	900万円台	1000万円超
保険収入	3,653,625	1,355,679	2,079,838	2,667,622	3,331,377	3,721,342	4,525,034	4,681,520	4,889,188	7,057,705	7,808,450
自費収入	1,619,638	199,587	444,343	794,560	1,091,140	1,711,866	1,906,157	2,619,690	3,596,845	2,283,072	5,383,740
雑収入	75,991	27,178	25,626	38,638	62,883	91,978	76,252	124,716	118,032	170,750	214,591
収入合計	5,349,254	1,582,444	2,549,807	3,500,820	4,485,400	5,525,186	6,507,443	7,425,926	8,604,065	9,511,527	13,406,781
診療材料	398,723	112,318	172,984	229,691	349,573	379,451	489,800	596,301	761,234	561,539	1,080,274
外注技工料	470,282	134,833	242,639	294,652	383,880	552,156	538,892	667,126	752,176	718,376	1,218,367
収入原価	869,005	237,151	415,623	524,343	733,453	931,607	1,028,692	1,263,427	1,513,410	1,279,915	2,298,641
減価償却費	294,101	173,260	248,634	264,143	167,152	213,479	343,472	411,609	520,388	288,668	546,643
その他経費	2,692,421	927,956	1,181,724	1,755,611	2,207,185	2,593,705	3,282,032	3,772,681	4,340,603	4,920,152	6,937,147
経費合計	2,986,522	1,101,216	1,430,358	2,019,754	2,374,337	2,807,184	3,625,504	4,184,290	4,860,991	5,208,820	7,483,790
差引金額	1,493,727	244,077	703,826	956,723	1,377,610	1,786,395	1,853,247	1,978,209	2,229,664	3,022,792	3,624,350
税金	514,300	40,600	179,200	283,300	464,300	660,000	693,600	756,100	881,800	1,278,300	1,579,100
差引資金手取	1,273,528	376,737	773,260	937,566	1,080,462	1,339,874	1,503,119	1,633,718	1,868,252	2,033,160	2,591,893
月家計費	総平均	200万円以下	200万円台	300万円台	400万円台	500万円台	600万円台	700万円台	800万円台	900万円台	1000万円超
100,000	1,173,528	276,737	673,260	837,566	980,462	1,239,874	1,403,119	1,533,718	1,768,252	1,933,160	2,491,893
200,000	1,073,528	176,737	573,260	737,566	880,462	1,139,874	1,303,119	1,433,718	1,668,252	1,833,160	2,391,893
300,000	973,528	76,737	473,260	637,566	780,462	1,039,874	1,203,119	1,333,718	1,568,252	1,733,160	2,291,893
400,000	873,528	-23,263	373,260	537,566	680,462	939,874	1,103,119	1,233,718	1,468,252	1,633,160	2,191,893
500,000	773,528	-123,263	273,260	437,566	580,462	839,874	1,003,119	1,133,718	1,368,252	1,533,160	2,091,893
600,000	673,528	-223,263	173,260	337,566	480,462	739,874	903,119	1,033,718	1,268,252	1,433,160	1,991,893
700,000	573,528	-323,263	73,260	237,566	380,462	639,874	803,119	933,718	1,168,252	1,333,160	1,891,893
800,000	473,528	-423,263	-26,740	137,566	280,462	539,874	703,119	833,718	1,068,252	1,233,160	1,791,893
900,000	373,528	-523,263	-126,740	37,566	180,462	439,874	603,119	733,718	968,252	1,133,160	1,691,893
1,000,000	273,528	-623,263	-226,740	-62,434	80,462	339,874	503,119	633,718	868,252	1,033,160	1,591,893
1,100,000	173,528	-723,263	-326,740	-162,434	-19,538	239,874	403,119	533,718	768,252	933,160	1,491,893
1,200,000	73,528	-823,263	-426,740	-262,434	-119,538	139,874	303,119	433,718	668,252	833,160	1,391,893
1,300,000	-26,472	-923,263	-526,740	-362,434	-219,538	39,874	203,119	333,718	568,252	733,160	1,291,893
1,400,000	-126,472	-1,023,263	-626,740	-462,434	-319,538	-60,126	103,119	233,718	468,252	633,160	1,191,893
1,500,000	-226,472	-1,123,263	-726,740	-562,434	-419,538	-160,126	3,119	133,718	368,252	533,160	1,091,893
1,600,000	-326,472	-1,223,263	-826,740	-662,434	-519,538	-260,126	-96,881	33,718	268,252	433,160	991,893
1,700,000	-426,472	-1,323,263	-926,740	-762,434	-619,538	-360,126	-196,881	-66,282	168,252	333,160	891,893
1,800,000	-526,472	-1,423,263	-1,026,740	-862,434	-719,538	-460,126	-296,881	-166,282	68,252	233,160	791,893
1,900,000	-626,472	-1,523,263	-1,126,740	-962,434	-819,538	-560,126	-396,881	-266,282	-31,748	133,160	691,893
2,000,000	-726,472	-1,623,263	-1,226,740	-1,062,434	-919,538	-660,126	-496,881	-366,282	-131,748	33,160	591,893

3-12 借入返済額表

　借入返済額を簡単に試算するために作成したのが、「借入返済額表」（表㉛）です。
①借入金額100万円当りの返済額（元金と利息の合計）を試算しています。
②金利は2％から7％までです。
③返済年数は5年から15年までです。
④返済方法は元利均等返済（毎月定額支払い）です。
　例えば、3000万円を金利3％で、10年返済で借りた場合に月額返済額は次のように計算します。
　9656円×30※＝289680円
　※30＝3000万円÷100万円

表⑤ 借入金返済額表（月額）

100万円当りの月額返済額（元利均等）

単位：円

金利/返済期間	5年	6年	7年	8年	9年	10年	11年	12年	13年	14年	15年
2.0％	17,527	14,750	12,767	11,280	10,125	9,201	8,445	7,816	7,284	6,829	6,435
2.2％	17,615	14,838	12,855	11,369	10,214	9,291	8,536	7,907	7,376	6,921	6,527
2.4％	17,703	14,926	12,944	11,459	10,304	9,381	8,627	7,999	7,468	7,014	6,620
2.6％	17,791	15,015	13,033	11,548	10,394	9,472	8,718	8,091	7,561	7,107	6,715
2.8％	17,879	15,104	13,123	11,638	10,485	9,564	8,810	8,184	7,654	7201	6,810
3.0％	17,968	15,193	13,213	11,729	10,576	9,656	8,903	8,277	7,749	7,296	6,905
3.2％	18,057	15,283	13,303	11,820	10,668	9,748	8,997	8,372	7,844	7,392	7,002
3.4％	18,146	15,373	13,394	11,912	10,761	9,841	9,091	8,466	7,939	7,489	7,099
3.6％	18,236	15,463	13,485	12,004	10,853	9,935	9,185	8,562	8,036	7,586	7,198
3.8％	18,326	15,554	13,576	12,096	10,947	10,029	9,280	8,658	8,133	7,684	7,297
4.0％	18,416	15,645	13,668	12,189	11,040	10,124	9,376	8,755	8,231	7,783	7,396
4.2％	18,506	15,736	13,761	12,282	11,135	10,219	9,473	8,852	8,329	7,883	7,497
4.4％	18,597	15,828	13,853	12,376	11,230	10,315	9,570	8,950	8,428	7,983	7,598
4.6％	18,688	15,920	13,946	12,470	11,325	10,412	9,667	9,049	8,528	8,084	7,701
4.8％	18,779	16,012	14,040	12,564	11,421	10,509	9,765	9,148	8,629	8,186	7,804
5.0％	18,871	16,104	14,133	12,659	11,517	10,606	9,864	9,248	8,730	8,288	7,907
5.2％	18,962	16,197	14,228	12,755	11,613	10,704	9,963	9,349	8,832	8,391	8,012
5.4％	19,055	16,291	14,322	12,851	11,711	10,803	10,063	9,450	8,935	8,495	8,117
5.6％	19,147	16,384	14,417	12,947	11,808	10,902	10,164	9,552	9,038	8,600	8,223
5.8％	19,239	16,478	14,512	13,044	11,907	11,001	10,265	9,655	9,142	8,706	8,330
6.0％	19,332	16,572	14,608	13,141	12,005	11,102	10,367	9,758	9,247	8,812	8,438
6.2％	19,425	16,667	14,704	13,239	12,104	11,202	10,469	9,862	9,352	8,919	8,547
6.4％	19,519	16,762	14,801	13,337	12,204	11,303	10,572	9,966	9,458	9,026	8,656
6.6％	19,613	16,857	14,897	13,435	12,304	11,405	10,675	10,071	9,565	9,135	8,766
6.8％	19,706	16,953	14,995	13,534	12,405	11,508	10,779	10,177	9,672	9,244	8,876
7.0％	19,801	17,049	15,092	13,633	12,506	11,610	10,884	10,283	9,780	9,354	8,988

3-13 診療収入と手取資金

　事業上の資金手取りから、借入元金返済と、その年の自己資金による設備投資額を差引いた金額が、個人にとっての手取資金となります。
　この手取資金が個人が使えるお金ということになります。
　事業上の手取資金から個人が使える金額の違いは、借入金元金の大きさと生活費の大きさです。
　そのために、事業上の手取資金に対して借入金の返済期間が短かったり、元金が大きくて返済額が大きい場合には、資金がマイナスになったり、生活資金が足りなくなったりします。
　表❷は事業上の手取資金から、借入金（15年返済）金額ごとに個人の手取資金を算定したものです。

表⑫ 単位：円

医院名	総平均	200万円以下	200万円台	300万円台	400万円台	500万円台	600万円台	700万円台	800万円台	900万円台	1000万円超
保険収入	3,653,625	1,355,679	2,079,838	2,667,622	3,331,377	3,721,342	4,525,034	4,681,520	4,889,188	7,057,705	7,808,450
自費収入	1,619,638	199,587	444,343	794,560	1,091,140	1,711,866	1,906,157	2,619,690	3,596,845	2,283,072	5,383,740
雑収入	75,991	27,178	25,626	38,638	62,883	91,978	124,716	76,252	118,032	170,750	214,591
収入合計	5,349,254	1,582,444	2,549,807	3,500,820	4,485,400	5,525,186	6,507,443	7,425,926	8,604,065	9,511,527	13,406,781
診療材料	398,723	112,318	172,984	229,691	349,573	379,451	489,800	596,301	761,234	561,539	1,080,274
外注技工料	470,282	124,833	242,639	294,652	383,880	552,156	538,892	667,126	752,176	718,376	1,218,367
収入原価	869,005	237,151	415,623	524,343	733,453	931,607	1,028,692	1,263,427	1,513,410	1,279,915	2,298,641
減価償却費	294,101	173,260	248,634	264,143	167,152	213,479	343,472	411,609	520,388	288,668	546,643
その他経費	2,692,421	927,956	1,181,724	1,755,611	2,207,185	2,593,705	3,282,032	3,772,681	4,340,603	4,920,152	6,937,147
経費合計	2,986,522	1,101,216	1,430,358	2,019,754	2,374,337	2,807,184	3,625,504	4,184,290	4,860,991	5,208,820	7,483,790
差引金額	1,493,727	244,077	703,826	956,723	1,377,610	1,786,395	1,853,247	1,978,209	2,229,664	3,022,792	3,624,350
税金	514,300	40,600	179,200	283,300	464,300	660,000	693,600	756,100	881,800	1,278,300	1,579,100
差引資金手取	1,273,528	376,737	773,260	937,566	1,080,462	1,339,874	1,503,119	1,633,718	1,868,252	2,033,160	2,591,893
借入額(15年返済)	月間返済額	200万円以下	200万円台	300万円台	400万円台	500万円台	600万円台	700万円台	800万円台	900万円台	1000万円超
1000万円	55,556	321,181	717,704	882,010	1,024,906	1,284,318	1,447,563	1,578,162	1,812,696	1,977,604	2,536,337
1500万円	83,333	293,404	689,927	854,233	997,129	1,256,541	1,419,786	1,550,385	1,784,919	1,949,827	2,508,560
2000万円	111,111	265,626	662,149	826,455	969,351	1,228,763	1,392,008	1,522,607	1,757,141	1,922,049	2,480,782
2500万円	138,889	237,848	634,371	798,677	941,573	1,200,985	1,364,230	1,494,829	1,729,363	1,894,271	2,453,004
3000万円	166,667	210,070	606,593	770,899	913,795	1,173,207	1,336,452	1,467,051	1,701,585	1,866,493	2,425,226
3500万円	194,444	182,293	578,816	743,122	886,018	1,145,430	1,308,675	1,439,274	1,673,808	1,838,716	2,397,449
4000万円	222,222	154,515	551,038	715,344	858,240	1,117,652	1,280,897	1,411,496	1,646,030	1,810,938	2,369,671
4500万円	250,000	126,737	523,260	687,566	830,462	1,089,874	1,253,119	1,383,718	1,618,252	1,783,160	2,341,893
5000万円	277,778	98,959	495,482	659,788	802,684	1,062,096	1,225,341	1,355,940	1,590,474	1,755,382	2,314,115
5500万円	305,556	71,181	467,704	632,010	774,906	1,034,318	1,197,563	1,328,162	1,562,696	1,727,604	2,286,337
6000万円	333,333	43,404	439,927	604,233	747,129	1,006,541	1,169,786	1,300,385	1,534,919	1,699,827	2,258,560
6500万円	361,111	15,626	412,149	576,455	719,351	978,763	1,142,008	1,272,607	1,507,141	1,672,049	2,230,782
7000万円	388,889	-12,152	384,371	548,677	691,573	950,985	1,114,230	1,244,829	1,479,363	1,644,271	2,203,004
7500万円	416,667	-39,930	356,593	520,899	663,795	923,207	1,086,452	1,217,051	1,451,585	1,616,493	2,175,226
8000万円	444,444	-67,707	328,816	493,122	636,018	895,430	1,058,675	1,189,274	1,423,808	1,588,716	2,147,449
8500万円	472,222	-95,485	301,038	465,344	608,240	867,652	1,030,897	1,161,496	1,396,030	1,560,938	2,119,671
9000万円	500,000	-123,263	273,260	437,566	580,462	839,874	1,003,119	1,133,718	1,368,252	1,533,160	2,091,893
9500万円	527,778	-151,041	245,482	409,788	552,684	812,096	975,341	1,105,940	1,340,474	1,505,382	2,064,115
10000万円	555,556	-178,819	217,704	382,010	524,906	784,318	947,563	1,078,162	1,312,696	1,477,604	2,036,337

3-14 診療収入と設備投資

　診療収入の規模と設備投資の金額は、直接的には関係ありません。設備投資のための資金をどのように支払うかにより、その規模が違ってきます。
（1）自己資金による場合
　自己資金購入の場合には、月々の事業上の資金手取りだけでなく、設備投資のために今まで蓄積した預金等も考慮することが必要です。
　例えば、300万円のユニットを購入する場合に、月額の資金手取りだけでは不足するのであれば、今まで蓄積した預金も使って購入するか否かを検討することになります。
（2）借入金による場合
　借入金による購入の場合は、購入代金は借入によりまかないますので、実際の資金支出は毎月の借入金返済額になります。
　そこで、毎月の返済額が現状の事業上の手取資金とバランスがとれているか検討が必要です。
（3）リースによる場合
　リースによる購入の場合には、借入金による購入と同様に、月額のリース料が事業上の資金手取とバランスがとれているか検討が必要です。

3-15 減価償却額表

　設備投資100万円当りの年間減価償却費の概算額を算定する表です（表㉝）。
①定額法、定率法の償却方法ごとに算定してください。
②設備利用開始月により、償却期間を月割計算してください。
③定率法の場合には、利用年数により該当の年数の償却費を使用してください。
例）300万円のユニットを4月に購入・使用開始の場合の1年目の償却費（12月決算の場合）は803250円になります。
　300万円÷100万円＝3
　357000円×3＝1071000円
　1071000×9÷12＝803250円

表⑬ 概算減価償却費表

100万円当りの年間減価償却費

単位：円

項目／耐用年数	4年	5年	6年	7年	8年	9年	10年	11年	12年	13年	14年	15年
主な対象資産	パソコン	電気メス	空気清浄器 パノラマ レントゲン レーザー X線フィルム 自動現像器	ユニット コンプレッサー バキューム	顕微鏡		歯面清掃器					電気設備 給排水設備
定額法償却費	250,000	200,000	166,666	142,857	125,000	111,111	100,000	90,909	83,333	76,923	71,428	66,666
定率法償却費												
1年目	625,000	500,000	417,000	357,000	313,000	278,000	250,000	227,000	208,000	192,000	179,000	167,000
2年目	234,375	250,000	243,111	229,551	215,031	200,716	187,500	175,471	164,736	155,136	146,959	139,111
3年目	87,890	125,000	141,733	147,601	147,726	144,916	140,625	135,639	130,470	125,349	120,653	115,879
4年目	52,734	62,500	82,631	94,907	101,488	104,630	105,468	104,849	103,333	101,282	99,056	96,527
5年目	-	62,499	57,762	61,025	69,722	75,543	79,101	81,048	81,839	81,836	81,325	80,407
6年目	-	-	57,762	54,958	51,113	54,542	59,326	62,650	64,817	66,124	66,768	66,979
7年目	-	-	-	54,957	51,113	47,312	44,495	48,428	51,335	53,428	54,816	55,794
8年目	-	-	-	-	50,806	47,312	44,583	41,228	40,657	43,170	45,004	46,476
9年目	-	-	-	-	-	47,028	44,583	41,228	38,703	36,335	36,949	38,715
10年目	-	-	-	-	-	-	44,318	41,228	38,703	36,335	33,894	32,249
11年目	-	-	-	-	-	-	-	41,230	38,703	36,335	33,894	32,172
12年目	-	-	-	-	-	-	-	-	38,703	36,335	33,894	32,172
13年目	-	-	-	-	-	-	-	-	-	36,334	33,894	32,172
14年目	-	-	-	-	-	-	-	-	-	-	33,893	32,172
15年目	-	-	-	-	-	-	-	-	-	-	-	32,174

3-16 最初の定期昇給

（1）まず定期昇給時期を決定する

　開業してから、通常は1年以内に定期昇給の時期を設定します。開業時のスタッフについては、毎年その時期でも支障はないのですが、スタッフが増えてきた場合に、そのスタッフの昇給をいつにするかという問題があります。採用してから1年後とすると、スタッフごとに昇給時期が異なってきて管理が大変です。

　従って、一定の時期に固定したほうが良いと思います。開業月としたり、年の初めの1月にすることが考えられますが、一般企業の場合は4月ですし、医療の場合でも診療報酬改定が4月からであることを考えると、4月昇給というのが一番簡単で、給与関係の各種の説明もしやすいと思います。

　いずれにしても、年1回の昇給時期を決定してください。

（2）最初の定期昇給の注意点

　最初の定期昇給は多くの場合、1年以内での昇給になることが多いと思います。そこで、次の点に注意して昇給を検討してください。

①採用時の給与体系のアンバランスを調整する

　開業時のスタッフ採用は、開業後の診療の状況もはっきりせず、スタッフの技量もわからない状況での給与決定であったと思います。また、スタッフ間の給与バランスについても、実際に仕事をしてからの状況が考慮されていなかったと思います。

　そこで、最初の定期昇給では、全般的な給与体系のバランス調整をしてください。例えば、基本給と手当の関係、スタッフの年齢と基本給の関係、役職手当のバランス等をふまえて定期昇給をしてくださ

い。

　また、給与の改定は賞与金額にも影響がありますので、給与と賞与の総額による確認も忘れずにしてください。

②次年度以降の昇給を前提に実施する

　通常定期昇給は年1回です。給与は必ずしも昇給ばかりとは限りませんが、スタッフはなんらかの昇給があることを前提に仕事をしています。従って、給与についてはある程度の昇給を前提に考えておいたほうがよいと思います。

　そのためには、安定的に定期昇給ができるように、診療収入を増加させていくことが必要ですし、昇給幅についても安定的にすることが必要です。一時的に大幅な昇給をしてしまうと、その後の昇給についても影響があり、修正することが難しいということです。そういう意味でも、一般企業の昇給率や医療関係の昇給率を参考にしながら、昇給率を決定することが必要です。

　特に、歯科衛生士の給与はここ数年の供給不足から給与水準が上がっており、昇給率の決定も難しいのですが、長期雇用を前提として対応することが重要です。

3-17　開業後最初の賞与

（1）支給金額は？

　賞与について法令上の支給の制限等はありませんから、給与規定がある場合には給与規定に基づいて、また、給与規定等がない場合はスタッフとの取り決めにより支払うことになります。

　通常は基本給に倍率を乗じて算定します。歯科医院の場合ですと、基本給の2ヵ月から3ヵ月分が年間の賞与です。これを夏と冬に分けて支給します。

　毎月の給与で評価できない部分や、特別功労のあったスタッフの評価を加味することができるのも賞与時です。ただし、次回の賞与時にスタッフは前回支給の賞与を前提に賞与金額の大小を判断しますので、特別に加算した場合にはその理由をよく説明しておくことも必要です。

（2）支給時期、回数は？

　支給時期は夏季賞与が6月か7月、冬季賞与は12月が一般的です。よって、回数は年間2回が一般的です。また、1年間の業績を基に決算賞与を支給する場合もあります。

　しかし、年間の総支給額に変わりがなければ、回数は一般的な2回にしておいたほうがよいと思います。

　支給を受けるスタッフの感覚からすると、1回当りの賞与を基本給との比率により、今年は1ヵ月だったとか、1.5ヵ月だったとかという評価をしますので、回数を多くして1回当りの金額が減ってしまうと、総額は変わらなくても、イメージ的に賞与が少ないように感じる場合があるからです。

(3) 支払方法

　賞与の支払も通常の給与の支払方法と同じで結構です。現金支給、銀行振込どちらでも結構です。通常の給与は銀行振込の場合でも、賞与のみ現金支給にしている場合もあります。

　また、支給時期が給与と同じ場合でも給与明細は分けてください。通常の給与と賞与では源泉所得税の計算が違うからです。

(4) 開業後初めての賞与の注意点

　まず、開業して6ヵ月以内に賞与支給時期がある場合には、支給するのか、しないのかをスタッフにあらかじめ説明しておくことが必要です。

　一般企業の場合には、賞与の計算期間（夏季賞与なら1月から6月というように期間を決めておく）の在籍割合で賞与を算定する場合が多いので、新入社員もある程度の賞与が出るのが一般的です。

　医療関係の場合には、開業時の賞与についてあらかじめスタッフに了解を得て、支給しない場合も多いと思います。この場合でも次回の賞与については通常通り支給することをよく説明してください。

3-18 自医院の専門性をいかに出していくか

　診療の内容や技術水準を口頭で伝えるのは、難しいものです。特に医療関係においては、ご自身のことを伝えることになるので、照れくささも加わり余計難しくなります。しかし、患者側からすると歯科医院の診療内容を、独自に知ることはもっと難しいことです。ましてや歯科医院の専門性についてはなおさらです。

　従って、自医院の専門性を伝えるには、診療所サイドでの積極的な働きかけが必要です。

　特に自由診療収入に力を入れる場合には、診療方針に従って計画的な対応が必要です。

(1) 標ぼう科目

　歯科医院の診療内容を第一に表現するものですので、実際の治療に沿った科目の標ぼうが必要です。

(2) 院内掲示

　院内掲示は患者さんが待ち時間に何気なく眺めている状態での情報提供です。どのような掲示物や書籍を置くかにより院内の雰囲気も決まってきます。院長に関する情報の提供（各種セミナーの修了証、経歴）は是非、行ってください。

(3) 販売品

　専門性に関係する書籍、薬剤の販売等では、一般に販売されていないか、入手しにくいものは専門性を感じさせます。また、歯ブラシでも患者さんの個人にあった種類をそろえているとよいかと思います。

(4) 診療設備

　歯科医院も現在、設備投資が盛んな状況となっています。患者側か

ら見ても常に最新の設備投資をしていると、最新の治療環境を目指している診療所だなと感じます。デジタルレントゲン、CAD／CAM、CT等設備投資金額が多額な設備が増えてきましたが、治療が早くなったり、苦痛が軽減されたりすることにより、間接的ではありますが、患者さんも治療水準が上がっていることを感じとるはずです。

（5）料金表

　患者さんは治療の内容は理解できなくても、その治療の金額的な説明を受けると、意思決定がしやすいものです。治療の内容と料金がセットになった料金表の作成をお勧めいたします。

（6）HP（ホームページ）

　広告規制の関係で、院外における広告物は一定の規制を受けています。HPは現状のところ広告規制の対象外となっていることから、歯科医院の広告媒体としてはかなり有効性があります。

　また、治療内容の専門性を出す上でも効果的な媒体です。そこで、HPについては電話帳に代わる位置づけから、自医院の診療内容や専門性をアピールすることを目的として、内容を検討してはいかがでしょうか。

　まず、歯科医院の基本事項は当然のこととして、治療のメインとなる項目にHPの大半を割く様な作りにして、自医院の特徴・専門性を十分にアピールしてください。そのことが自由診療への取り組みにもつながるはずです。治療のメインとなる項目が決まったら、そのキーワードで上位検索されるようにSEO対策を実施してください。

3-19 キャンセル対策

　歯科は予約制を採用する診療所がほとんどなので、予約した患者さんが診療予約を頻繁にキャンセルしてしまうと、その歯科診療所の収入に影響がでてきます。
　一般的に歯科診療所のキャンセル率は10％程度で、このうち半分程度が再予約をしていると言われています。
　仮に、1日平均患者25人の診療所のケースで考えると、月診療日数を20日とすると月間キャンセルにより失われる診療収入は約12万円、年間にして150万円にもなります。
（例）　1日25人×月間20日診療×キャンセル率5％（再予約分除く）×1回診療単価500点
　　　＝月間12万5千円×12ヵ月＝150万円
　患者数が多くなればなるほどキャンセル対策は重要なことです。

（1）キャンセルにより失われた診療収入は取り戻せない

　歯科診療所におけるキャンセルの意味は、時間ロスと無駄になった準備経費（家賃・人件費・設備費等の固定経費）損失です。一般的にはこのような損失を、機会損失とか失われた機会利益と言います。すなわち、ホテルの予約、ゴルフ場の予約と同様に、キャンセルにより失った時間と準備経費は取り戻せないのです。取り戻すためにはキャンセル料をいただくしかありません。
　しかし、歯科予約のキャンセルでキャンセル料をいただくのは、現状では習慣となっていません。

（2）歯科におけるキャンセル対策とは

　キャンセルによる診療収入の取り戻しができないとすれば、歯科に

おけるキャンセル対策とはどういうことになるのでしょうか？

①1番の対策はキャンセルを未然に防ぐこと

　キャンセル原因の半分は、患者さんの予約忘れと言われています。そこで、まずは患者さんに予約を忘れないようにしていただく工夫が必要です。

②キャンセルが発生した場合には、中断防止のため再予約を速やかにする

　キャンセルにより予約当日の診療は空きができますが、そのままにしておくと、その患者さんが中断患者となってしまうかもしれません。そこで、キャンセルの連絡があったら再予約をできるだけとることが重要です。

③キャンセルとなった時間をうめる対策をする

　キャンセルにより空いた時間に飛込みの患者さんが来院すればいいのですが、いつもそのように上手くはいきません。そこで、患者さんのなかで診療所の近辺にお住まいの方を中心とした「いつでもOK患者リスト」を準備しておいて、キャンセルの空き時間をできるだけうめる工夫をしてください。

（3）患者さんとの信頼関係を築く対策が必要

　キャンセルは日頃から患者さんとのコミュニケーションが上手くとれていると、減っていくと言われています。先生だけでなく受付、スタッフ全員で患者さんとの信頼関係作りが重要です。

3-20 休診日の決定

　予約制の歯科医院の場合は、患者数が安定してくると、診療日数と患者数はほぼ比例関係となります。
　よって、診療日数を左右する休診日の決定は重要なことです。
（1）休診日も患者側からすれば歯科医院の特徴になります
　休診日により、患者さんが歯科医院を選択する基準になります。新規開業の場合には、同じ診療圏の他の歯科医院の休診日は確認してから決定することが必要です。他の歯科医院と同じ休診日にしたほうがいい場合と意識的に他の曜日にしたほうがいい場合があります。
（2）休診日の変更は浸透するのに時間がかかります
　休診日を開業時に決定した曜日から変更することがありますが、この場合は相当、患者さんに告知をしておかないと浸透しませんので、注意してください。できれば休診日は変更しないように、開業前にしっかりと検討してから決定することが重要です。診療時間についても同様のことが言えます。
（3）休診日は祝日・日曜日が主流となっています
　橋本会計のお客様アンケートによる休診日を掲げますのでご参照ください（表㉞）。

表㉞

休診日/開業地	医療ビル	駅前	郊外	住宅	商店	合計
無休	2	0	1	3	2	8
祝	0	5	1	2	0	8
日	0	0	0	0	0	0
月	1	0	0	0	0	1
火	0	1	0	0	0	1
水	0	2	0	0	0	2
木	0	1	0	1	1	3
金	0	0	0	0	0	0
土	0	0	0	0	0	0
日	0	0	0	0	0	0
祝・日	5	10	6	19	23	63
祝・月	0	0	0	1	0	1
祝・火	1	1	0	1	2	5
祝・水	0	1	1	2	2	6
祝・木	1	1	0	2	2	6
祝・金	0	0	0	0	0	0
祝・土	0	0	0	0	0	0
祝・日・月	0	1	0	1	0	2
祝・日・火	1	0	0	1	1	3
祝・日・水	0	5	1	14	4	24
祝・日・木	1	7	5	32	7	52
祝・日・金	0	0	0	2	1	3
祝・日・土	0	1	1	1	5	8
その他	0	1	0	2	1	4
合計	12	37	16	84	51	200

3-21 ユニット選定

　歯科開業において、一番基本となる医療機器は歯科ユニットです。ユニット数により、患者数や診療点数、歯科医師数、スタッフ数も異なってきます（表㉟）。そこで、ユニット数による各種基準値をあげてご説明します。

（1）配管数はユニット数＋1

　ユニット数が決定したら、配管数は1台分余裕を持って内装してください。後日、ユニット追加となったときの工事となると費用がかかります。もしものための対応ですが、開業後の増設希望は結構ありますので、もう1台分の配管を用意しておくことは無駄にならないはずです。

（2）開業時は2台スタート

　最近の開業がデジタルレントゲンの導入を前提にしていることから、予算の関係上、ユニットは2台スタートが多いようです。予算に余裕がある場合で、1日患者数25人以上を目標にしている場合には3台スタートでもよいでしょう。

（3）1日平均15人を超えたら3台目の検討

　1日平均の患者数が15人を超えたら3台目増設を検討してください。3台目が増設された時に1日患者数が20人に近づいていることが理想です。

　特に新規開業時の9ヵ月目以降の再初診対策の時期となっている場合には、是非3台目の増設をしてください。

（4）ユニット1台当り患者数10人

　1日患者数が安定してきたら、ユニット1台当り患者数が10人と

なっているか確認してください。2台なら20人ですがそれ以上の場合には、月回数が落ちていないか？初診の予約を断っていないか？1日の診療時間が延びていないか？等を調べて支障がなければいいのですが、通常はどこかに支障が出てきます。その対応としてユニットの増設を検討してください。

（5）ユニット1台にスタッフ1人

ユニット2台の状況で診療スタッフは何人いますか？3人以内なら平均的といえますが、4人の場合には各スタッフの役割を確認してください。また、1日患者数が15人を超えてユニットを増設する場合には、スタッフの増員かユニット増設のどちらが今後の患者数増加に有効か検討してから決定してください。

表㉟

収入区分	総平均	200万円以下	200万円台	300万円台	400万円台	500万円台
ユニット台数	3.4	2.3	2.7	3.0	3.2	3.7
ユニット当り保険収入（点）	107,087	57,613	76,479	90,555	106,014	100,938
ユニット当り自費収入（円）	472,394	85,537	163,228	269,343	343,784	459,281
ユニット当り歯科医師人数（人）	0.45	0.46	0.41	0.40	0.43	0.37
ユニット当りスタッフ数（人）	1.2	0.7	0.9	1.1	1.2	1.0
実日数（日）	627.7	249.4	371.8	479.7	583.6	630.5
ユニット当りの1日患者数（日）	7.8	5.4	6.5	7.7	8.5	7.8

収入区分	600万円台	700万円台	800万円台	900万円台	1000万円超
ユニット台数	3.7	3.8	4.3	5.0	5.4
ユニット当り保険収入（点）	123,559	126,021	117,559	137,938	145,532
ユニット当り自費収入（円）	513,196	698,584	846,316	456,614	996,989
歯科医師人数（人）	0.44	0.50	0.57	0.40	0.56
ユニット当りスタッフ数（人）	1.3	1.2	1.1	1.2	1.5
実日数（日）	738.4	796.4	883.6	1,056.9	1,319.7
ユニットあたりの1日患者数（日）	8.3	9.4	8.7	8.6	10.0

3-22 会計士・税理士の選択

　開業している歯科医師の方々は、事業申告に際してほとんどの方が会計士・税理士とお付き合いがあると思います。
　依頼している業務は、会計業務、税務申告、歯科コンサルティング等が主なものだと思います。
　歯科開業セミナーに参加した先生方からも、どのような会計士・税理士に依頼すればよいのかという質問をうけることがあります。
　私としては橋本会計にどうぞと申し上げたいところですが・・・。

（1）会計事務所への不満の多くはコミュニケーション不足
　私どもの事務所に他の事務所から移ってこられるお客様の話等を総合すると、会計事務所の不満、変えた理由は次のようなものです。
①歯科の話が通じない
②経営に関するアドバイスがない
③打合せ機会が少ない
④節税の提案がない
　以上のことは、よく考えると歯科医師も会計事務所も、双方お互いを理解できないことにより生じる行き違いが多いのです。
　実質的な問題としては、歯科医師の先生との打合せ機会が少ないこと、加えて会計事務所側で歯科医院の内容を把握することができないことです。そのため、話がかみ合わず、そのことから更に、打合せ機会が減少してしまうのです。

（2）歯科医院の担当が多い会計事務所
　歯科の先生の中にも専門があるように、会計士・税理士にもそれぞれの得意分野があります。

特に新規開業の場合には、できるだけ診療に集中して、その他のことは外部の専門家にまかせたほうが合理的です。

このような点から私がお勧めする会計士・税理士とは、新規開業を数多く担当している歯科専門の担当者がいる会計事務所です。

歯科専門の担当者とは、歯科医師の側に立って歯科医院の経営内容が説明できる担当者のことです。

歯科の担当件数は10社以上あればよいと思います。

会計事務所にとっては、毎月の報告資料は会計データによることが通常ですが、会計データそのものでは歯科医師の先生に、経営内容をご理解いただくことは困難です。

会計事務所の担当がレセプトを見てもわからないのと同様です。

新規開業が成功して別の依頼目的が生じてきたら、それにあった会計事務所に変えてもよいと思います。

(2) 毎月打合せ

契約後は会計事務所とのコミュニケーションをよくとることが重要ですから、最低でも月1回の打合せができるような契約が望ましいと思います。

3-23 窓口会計と診療収入

　歯科会計を適正なものとするためには、窓口会計が正確に運用されていることが重要です。
（1）歯科医院は税務上は現金商売！
　歯科医院の収入は大きく、窓口負担金、振込収入（社保・国保）、自由診療収入、物品販売等収入に区分されます。
　このうち振込収入以外は現金での入金が主です。全体の診療収入の約50％が現金での収入ということになります。この状況を反映して、税務署では歯科医院を現金商売の業種として認識しています。
　例えば、税務調査の場合、通常は事前予告により行われますが、現金商売の場合は税務調査の手法として、現金残高を確認することが有効となる場合があるので、予告無しに調査となり、現金確認をする場合があります。
　歯科医院の税務調査においても、予告無しの税務調査が行われる場合があるのはそのためです。
（2）窓口現金を適正に処理するためには
　窓口現金を正確に処理するためには、そのためのシステムが必要です。
　そのためには、現金そのものの確認をしっかりすることと、その現金残高が正しい金額であることを確認することが必要です。
　現金の残高確認は、毎日診療終了後に窓口に残っている現金を釣銭も含めて数えてください。この場合に、金種表（表㊱）を使うと間違いが少なくなります。
　その現金残高が正しい金額であることの確認は、受付で作成してい

る窓口入金表や、レセコンの日計表に集計された本日の入金額と合っているかを確認すればよいと思います。

（3）最終的には院長の確認を！

当日に入金された現金と釣銭については、診療終了後に院長が預かり、金額の確認をしてください。

翌日は、釣銭を受付に渡して診療をスタートしてください。

（4）釣銭額は一定額にして管理

釣銭の金額を決めていなかったり、受付に渡したままになっているような場合には、金銭事故の可能性が高くなります。

釣銭については、毎日同じ金額を受付に渡して、診療終了後、受付の現金は全て回収することをお勧めします。

（5）受付からの出金は小口現金を準備

受付から、現金で出金するものがいくつかあると思います。この場合の対応として、窓口収入から出金する場合や、院長がその度に立替ている場合は、誤りが起きやすい処理と言えます。

誤りを防ぐ方法として、受付にある程度の現金を渡しておき（小口現金といいます）、その現金により窓口からの支払いをしてください。金額が多額になるような支払いは、できるだけ預金からの支払いとしてください。

小口金額は2万円から3万円位が適当です。

金額を多額にしないことにより現金事故も防げます。

表㊱　金種表

金種表	数　量	金　額
1万円		
5千円		
2千円		
千円		
5百円		
百円		
50円		
10円		
5円		
1円		
①小計		
②釣銭		
①マイナス②差引		

3-24 開業費

　開業前に支出した開業準備に関係する支出を開業費と言います。具体的には、開業準備中の立地調査費用、交通費、打合せ費用等、開業準備に直接関係する支出です。

（1）開業費の処理方法

　開業費は開業後の診療収入から控除する経費です。そのために、診療収入が発生するまでは、実質的な経費処理ができません。

　実際に開業準備中に支出したものでも、税務的な処理をするのは開業後ですから、支出してから処理するまでに間があります。

　支出した領収書をなくさないようにノート等に貼って保管してください。

　領収書のあて名は個人名で結構です。どうしても領収書がいただけないような支出については、その内容をメモしておいて支出の内容がわかるようにしてください。

（2）どのように処理するのが有利か

　開業費の税務処理は開業後であれば、経費処理の金額は任意に決めることができます。

　税務上有利に処理するためにはできるだけ税金が少なくなるようにすることです。そのためには、利益が多く発生した年度で処理することが有利です。なぜなら、個人の税金は利益が大きいほど税率が高くなるからです。

（3）開業費処理の注意点

　開業費は通常、開業してから数年の間で処理します。その処理を税金上有利に進めるためには、前提として青色申告にしておくことで

す。

　青色申告にしておくことによって、開業時に発生した赤字は3年間の繰越ができます。

　この赤字の繰越があることにより、開業費の処理についても、有利に進めるための時間的な余裕ができるからです（表㊲）。

表㊲　　　　　　　　　　　　単位：円

項　目	開業費処理無	利益300万円
診療収入	20,000,000	20,000,000
経費	17,000,000	17,000,000
利益	3,000,000	3,000,000
開業費	0	3,000,000
差引利益	3,000,000	0
税金	502,500	0
税金差額	0	△502,500

項　目	開業費処理無	利益1000万円
診療収入	30,000,000	30,000,000
経費	20,000,000	20,000,000
利益	10,000,000	10,000,000
開業費	0	3,000,000
差引利益	10,000,000	7,000,000
税金	2,764,000	1,674,000
税金差額	0	△1,090,000

項　目	開業費処理無	利益2000万円
診療収入	50,000,000	50,000,000
経費	30,000,000	30,000,000
利益	20,000,000	20,000,000
開業費	0	3,000,000
差引利益	20,000,000	17,000,000
税金	7,204,000	5,774,000
税金差額	0	△1,430,000

3-25 専従者給与の設定

　専従者給与というのは、税法上認められている特別の経費で、親族に支払う給与のことです。
　なぜ、特別かと言えば、通常は親族間でやりとりする給与や地代、支払金利等は家庭内の取引として、経費にも収入にもしないというのが原則です。
　専従者給与については、青色申告を前提にして、税務署に届出を提出することにより、親族間であっても経費として処理できるというものです。

（1）専従者給与支給の要件
①専従者は配偶者等の親族であること
②青色申告の届出をすること
③税務署に専従者給与の届出をすること
④専従者が自医院歯科業務に50％以上関与すること
⑤専従者給与の支給をして、その金額を帳簿記帳すること
　以上の要件を満たすことが必要です。また、税務署への届出の内容が最終的に認められるのは、税務調査時に専従者の業務内容が届出と相違ないことによります。

（2）開業時の専従者給与の設定
　開業年は多くの場合、経費が多いため赤字になることが一般的です。このような状況で専従者給与を設定すると、本人の税金は赤字でほとんど発生しないのに、専従者給与の税金が発生してしまい、全体として税金が多くなる可能性があります。
　そこで、開業年の利益計画をたてて、本人の税金と専従者の税金の

バランスを確認することが重要です。

2年目以降の利益水準が高く見込まれる場合には、赤字の繰越が多くはなりますが、専従者給与を通常通り設定する場合もあります。

(3) 2年目以降の専従者給与の設定

専従者給与の金額は、それぞれの歯科医院の状況や、専従者の仕事の内容により異なります。専従者が歯科医師や歯科衛生士の場合には他の同業種の給与が参考になります。

それ以外の場合は、仕事の内容によることになりますが、一律に決定できるものではありません。橋本会計のお客様データの集計によると、月額20万円から30万円で設定するケースが多くなっています。

2年目以降については、以上のような平均的な金額で設定して、業務量の増加や他のスタッフの昇給率に合わせて専従者給与の改定をしていきます。

改定の場合には、その内容を届出することが必要です。

3-26 個人節税対策（１）

　歯科医師の個人節税対策を検討する場合には、まず、概算経費の適用の有無を基準に検討することが有効です。

　概算経費の適用の有無による節税対策の区分は次の通りです。

保険収入/概算経費の適用	概算経費の適用 有	概算経費の適用 無
保険収入5000万円以下	①概算経費の適用 ②実額経費の削減 ③所得控除対策	①設備投資対策 ②医療法人 ③MS法人 ④不動産の損益通算 ⑤所得控除対策
保険収入5000万円超	-	①設備投資対策 ②医療法人 ③MS法人 ④不動産の損益通算 ⑤所得控除対策

　診療収入5000万円以下（概算経費の適用がある場合）

（１）概算経費の適用

　概算経費の特例は、医療（歯科・医科）の保険収入が年間5000万円以下の場合に適用が認められる制度です。適用になる場合は、保険収入に経費率を乗じて計算した概算経費が実額経費を上回る場合、概算経費により税額計算をしてもよいことになっています。

　実額経費計算の場合は、実際に支出したものが必要経費として認められますが、概算経費の適用がある場合には、実際に支出がなくても概算経費の範囲であれば必要経費となるものです。保険収入の規模によって経費枠が設定されたようなことになります。

　この概算経費が適用可能か否かにより個人節税の方針が変わってきます。

なぜなら、概算経費の適用がある場合には歯科収入に対して必要経費が発生しても、概算経費の範囲内である限り必要経費の額は増えないからです。

（2）実額経費の削減

概算経費の適用がある場合は、その概算経費の範囲内では実額経費を増やしてもその効果はありませんので、今度は逆に実額経費を減少させて資金支出を減少させたり、将来、実額経費による計算時まで経費を先送りする対策が有効となります。次のような必要経費について検討してください。

①専従者給与の廃止
②減価償却費の償却方法を定額法に変更
③開業費（開業前経費）については、概算経費適用の前年までに償却しておくこと

（3）所得控除対策

概算経費適用時に所得金額の減少を考えると、他の赤字所得との通算か所得控除の増額です。

まずは、実額経費の減少で余裕ができた資金を支出額全額が所得控除となるものに使ってください。主な支出額全額所得控除項目は以下の通りです。

支出額全額所得控除項目	月限度額（年間限度額）	支出目的
小規模企業共済	7万円（84万円）	事業主の退職金
歯科医師年金基金または確定拠出年金	6.8万円（81.6万円）	年金

3-27 個人節税対策（2）

診療収入5000万円超（概算経費の適用がない場合）
概算経費の適用がない場合には、資金支出が少なくて節税効果があるものを優先して対応することが有効です（表㊳）。

（1）設備投資対策
歯科収入に対応する必要経費を増額させて、節税を図る方法です。設備投資の金額により税務処理が異なりますので、有効性を考慮して対策を講ずることが必要です。

設備投資の種類・金額	税務処理の方法	備考
1組10万円未満の少器具	全額必要経費処理	診療消耗品等
1組30万円未満の少額資産	全額必要経費処理	30万円未満の滅菌機等
1組30万円超の資産	減価償却	ユニット、レーザー等
1組500万円以上の医療機器	初年度14％の特別償却	CT、デジタルレントゲン等

（2）医療法人対策
歯科収入に対しての個人節税にも限界があります。歯科収入が5000万円、利益が1500万円を超えたら医療法人化の検討をしてください。現状においては、利益が2000万円を超えるようになると医療法人化が有利です。

（3）MS法人対策
医療法人化に障害がある場合や、医療法人の規模が大きくなった場合にはMS法人の検討をしてください。MS法人対策の税務上の効果は歯科利益の分散と給与課税の適用ですから、MS法人の役員となる方が親族にいることが前提です。その上で、MS法人の事業規模を大

きくすることができるか検討をしてください。

（4）不動産の損益通算

　不動産の貸付等で生じた赤字は他の所得と通算することができます。赤字通算する金額があると、歯科所得を減少させる結果となりますから節税対策となるわけです。このような節税対策を不動産の損益通算（通称リースマンション節税）と言います。

　この場合、税務上の注意点は、不動産の赤字の内、土地借入金に対応する支払利息は通算の対象外となります。土地比率の高い物件の場合は注意してください。

　また、賃貸不動産購入の一般的な注意点として
①家賃の安定性
②資産価値減少への対応
③購入資金の調達
については気をつけてください。

単位：万円

表38

項目	現状	概算経費適用	所得控除対策 年間84万円支出	医療機器特別償却500万円の医療機器購入	医療法人	MS法人	不動産損益通算
診療収入	5,000	5,000	5,000	5,000	5,000	5,000	5,000
経費	3,000	3,340	3,000	3,249	3,000	3,300	3,000
差引	2,000	1,660	2,000	1,752	2,000	1,700	2,000
所得控除	200	200	284	200	200	200	200
医業利益	1,800	1,460	1,716	1,552	1,800	1,500	1,800
その他所得	0	0	0	0	0	192	△16
課税利益	1,800	1,460	1,716	1,552	1,800	1,692	1,784
税金	620	474	584	514	509	574	614
初年度節税額	0	146	36	106	111	46	7
平均年間資金支出	0	0	84	71	0	0	23
備考		全額保険収入	小規模企業共済へ加入	特別償却実施	医療法人の利益は全額院長の給与	MS法人の利益は全額院長の給与	5000万円（土地2000万円）の物件家賃月25万円全額借入金

3-28 消費税対策

　診療収入に占める自由診療割合の高い歯科医院の場合には、消費税対策も重要な節税対策です。

　平均的な自由診療金額は、総収入の約20％と言われています。

　また、歯科医院の安定経営の診療収入目安が約5千万円です。

　従って、収入が安定するためには、自由診療も約1千万円位必要ということになります。

（1）自由診療が1千万円超から課税開始

　消費税の課税は歯科の自由診療（自賠責、労災除く）と雑収入（販売品売上）の年間合計額が1千万円を超えた年の2年先の年度から開始されます。

　そのために、新規開業して自由診療等が1千万円を超えるまでは、消費税の課税はないことになります。

　また、課税されるのは患者さんから消費税相当額を徴収しているか否かには関係ありません。消費税の課税がない期間に患者さんから受取った消費税相当額は納税の義務はありません。通常の自由診療収入として計算されます。

　消費税の課税開始年度の直前までに税務署に届出をすると、消費税の課税について簡易課税の適用ができます。

　簡易課税は自由診療等に2.5％の税率を乗じて消費税を計算する方法です。計算の手間が少ないことから簡易課税と言われています。2.5％というのは、消費税の税率5％のうち消費税の控除率を50％として計算しているものです。この控除率は各業種により異なります。歯科の場合は50％となります。

一方、控除率を一定の率ではなく実額で計算する方法を、原則課税と言います。
　実績の控除割合が50％を超えるような場合には、原則法によるほうが有利となります。
　歯科の場合には、通常控除割合が50％未満の場合が多いので、簡易課税の適用が有利となります。ただし、新規開業の場合や多額の設備投資をする年度は、原則法によることが有利な場合もあります。この場合にも、適用年度の前に税務署に届出が必要です。

（2）自由診療が5千万円超から原則課税へ

　自由診療等が年間5千万円を超えた年の2年後の年からは、簡易課税の適用ができなくなります。原則法のみの適用ということです。
　この場合には、自由診療等の5％の金額と購入品等に係る仕入消費税との差額が、消費税の納付金額となります。
　ただし、保険収入等の非課税売上がある歯科の場合には、総収入のうちの自由診療等の割合しか仕入消費税の控除ができません。
　原則法適用時の消費税節税のためには、支払金額のうち自由診療に係るものを区分しておくことです。例えば、自由診療に係る診療材料、外注技工、矯正医への支払報酬、自由診療のみで使う医療機器等の区別をしておくと節税になります。

3-29 医療法人節税の仕組み

　個人事業の場合は、所得税の課税が中心ですから個人所得税を減らすことが節税対策となります。
　医療法人の場合には、医療法人の法人税減額と、医療法人から給与を得る個人の所得税減額の合計を考慮することが節税対策となります。

（1）なぜ、医療法人化が節税となるのか
　個人の税金は所得税、医療法人の税金は法人税により課税されます。個人事業の時は所得税の課税が中心でしたが、医療法人化後は所得税と法人税の課税に変わります。
　このことにより、両者の税率の違いや控除の違いにより、医療法人化のほうが節税になるわけです。

（2）医療法人の税率は2段階の平均税率、個人の税率は6段階の超過累進税率
　両者の税率は現在のところ、個人の所得税のほうがある一定額を超えると高税率となる構造となっています。つまり、所得税は課税所得が高くなればなるほど税率も高くなっています。（超過累進税率）
　現状では、1800万円の課税所得を超えた金額については所得税・住民税合わせて50％の税率となります。1800万円から1900万円に課税所得が100万円増加した場合に増加する税額は50万円ということです。
　一方、法人税の場合は課税所得800万円以下の税率が約30％、800万円を超えた税率が約35％位です。
　よって、課税所得の金額により両者の税率は異なりますが、課税所

得が高くなると個人の所得税の税率が高くなります。

　以上から、課税所得が高くなればなるほど医療法人化が節税対策として有利となります。

（3）給与として受け取る場合には控除がある

　個人事業の収入に対しては、収入を得るために必要な支出を経費として、収入から控除した金額が所得税の課税所得となります。

　医療法人から給与として受取った金額については、必要経費の計上が認められていないかわりに、概算の経費が課税所得を計算する前に控除されています。この控除を給与所得控除と言います。

　よって、同じ収入でも個人事業の場合と医療法人からの給与の場合には税金が違ってきます。

　それに加えて、給与も個人の所得税の課税となるものですから、給与所得控除で課税所得から差引かれる金額は税率適用で言えば高い税率からですから、より一層節税効果があります。

　以上が医療法人化による節税の仕組みです。

　この原則に反しないように検討していけば医療法人化による節税対策が成功します。

3-30 医療法人役員給与の設定

　医療法人節税の仕組みから考えて、全体の節税のためには役員給与の金額は多ければ有利というものではありません。
　また、一方で役員としての適性給与水準、必要給与水準もあります。
　役員給与設定前利益が2000万円のケースでシミュレーションしてみます（表㊴）。

表㊴　役員給与シミュレーション　　　　　　　　　　単位：千円

合計所得	法人利益	個人給与合計	理事長給与	理事給与	合計税額
20,000	0	20,000	20,000	0	5,171
20,000	1,000	19,000	19,000	0	5,003
20,000	2,000	18,000	18,000	0	4,836
20,000	3,000	17,000	17,000	0	4,670
20,000	4,000	16,000	16,000	0	4,503
20,000	0	20,000	15,000	5,000	3,526
20,000	1,000	19,000	14,000	5,000	3,375
20,000	2,000	18,000	13,000	5,000	3,234
20,000	3,000	17,000	12,000	5,000	3,187
20,000	4,000	16,000	11,000	5,000	3,125
20,000	5,000	15,000	10,000	5,000	3,106
20,000	6,000	14,000	9,000	5,000	3,103
20,000	7,000	13,000	8,000	5,000	3,098
20,000	8,000	12,000	7,000	5,000	3,106
20,000	9,000	11,000	6,000	5,000	3,329
20,000	10,000	10,000	5,000	5,000	3,603

（注）法人事業税は0として計算しています

（1）法人利益と役員給与合計のバランス
　表㊴の法人利益が発生している場合をみると合計所得が一定のもとでは、法人利益が700万円から800万円の近辺が合計税額が低くなっています。

これは、法人税の税率が法人利益800万円までは軽減税率の適用があるためです。そこで、個人給与とのバランスで考えると、法人利益が800万円前後が全体税率を低くする水準です。

（２）役員間の給与バランス

　役員間の給与バランスについては、所得税の税率適用がある中での比較になります。所得が高くなればなるほど税率適用も高い所得税の構造からして、役員給与合計を２分の１にしたバランスが、役員給与にかかわる税金が最小になります。

3-31 退職金対策

　勤務医時代は退職金は事業主が準備するものなので、直接的に関係することはなかったと思います。歯科医院を開業してからは、従業員の退職金と自分の退職金について、準備していくことが必要になります。

（1）スタッフの退職金
　スタッフの退職金については、退職金規定を設けて、その支払を確実にするために外部の退職金機構等（例えば、中小企業退職金機構）に退職金の積み立てをするのが一般的です。

（2）院長の退職金
　院長個人の退職金準備は個人事業か医療法人かで異なってきます。
①個人事業の場合
　個人事業の場合には、スタッフと同様の外部積立方式の退職金への加入ができませんので、院長が個人的に退職金の準備をすることが必要です。
　現状で、個人事業主の退職金準備として設けられている制度として、「小規模企業共済掛金」という制度があります。
　この制度は、個人事業主の退職金準備のための制度です。また、その掛金は全額が所得控除（必要経費とほぼ同じこと）となりますので、個人所得の節税対策にもなります。
②医療法人の場合
　医療法人の場合には、小規模企業共済掛金の加入資格がありませんので、独自に役員退職金の制度設計をすることが必要です。
　一般的なのは、生命保険を活用しての役員退職金プランです。その

方法は
・理事長、理事を対象として生命保険に加入
・生命保険は理事長等の退職時期を考慮して、生命保険の満期が100歳位のものを選択
・生命保険の解約返戻金をもって退職金とするため、想定する解約時の解約返戻金の金額、解約返戻金率をあらかじめ確認する
・退職時に生命保険の解約金と医療法人の自己資金により、理事長等の退職金の支払いとする

　以上のような方法により、退職金の準備をします。このプランの場合には、生命保険の掛金支払の一部（半額又は全額）が法人の経費となるため、法人税の節税効果もあります。

診療収入データ

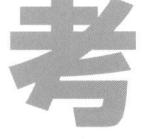

参考

4-1 受療率推移

10万人当り受療人数

項　目	平成8年	平成11年	平成14年	平成17年	平成20年
男	174	157	177	180	210
女	229	193	210	237	263
総数	202	176	194	209	237
受療率	0.20%	0.18%	0.19%	0.21%	0.24%

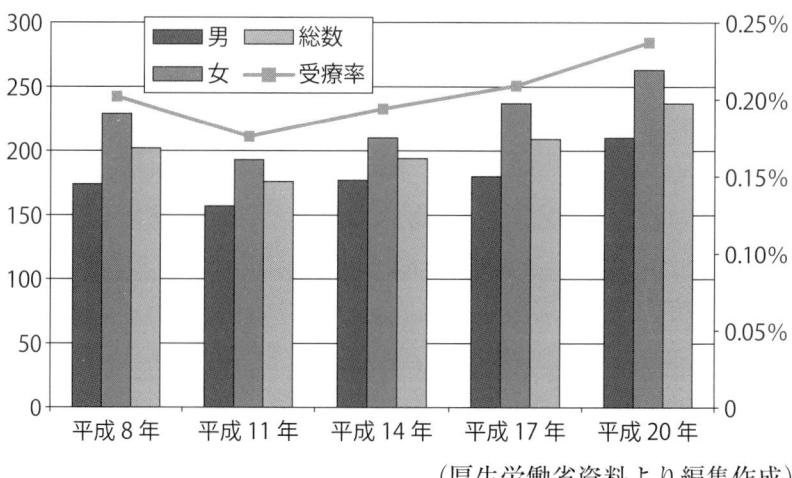

（厚生労働省資料より編集作成）

4-2 平成22年4月診療報酬改定

項　目	平成21年	平成22年	増減率
診療日数（日）	22.8	22.8	0.0％
実日数（日）	645	662	102.6％
1回点数（点）	594	612	103.0％
月回数（回）	2.14	2.09	97.7％
診療点数（点）	378,631	398,374	105.2％
自由診療収入（円）	1,589,553	1,609,735	101.3％
診療収入（円）	5,375,863	5,593,475	104.0％

前年同期比	診療日数	実日数	1回点数	回　数	自由診療	診療点数
80％未満	0	5	0	2	66	2
80％以上	4	15	6	11	8	12
90％以上	104	62	50	93	18	45
前年比減少小計	108	82	56	106	92	59
100％以上	54	52	88	58	11	57
110％以上	5	15	21	4	7	28
120％超	2	20	4	1	59	25
前年比増加小計	61	87	113	63	77	110
合　計	169	169	169	169	169	169

（橋本会計お客様データより）

参考　診療収入データ

4-3 診療収入別財務データ

番号	医院名	社数 総平均	比率	182 200万円以下平均	比率	15 200万円台平均	比率	36 300万円台平均	比率	40 400万円台平均	比率	23
	法人化率	36.3%		6.7%		5.6%		15.0%		26.1%		
1	保険収入	3,653,625	68.3%	1,355,679	85.7%	2,079,838	81.6%	2,667,622	76.2%	3,331,377	74.3%	
2	自費収入	1,619,638	30.3%	199,587	12.6%	444,343	17.4%	794,560	22.7%	1,091,140	24.3%	
3	雑収入	75,991	1.4%	27,178	1.7%	25,626	1.0%	38,638	1.1%	62,883	1.4%	
4	収入合計	5,349,254	100.0%	1,582,445	100.0%	2,549,807	100.0%	3,500,820	100.0%	4,485,400	100.0%	
5	診療材料	398,723	7.5%	112,318	7.1%	172,984	6.8%	229,691	6.6%	349,573	7.8%	
6	外注技工料	470,282	8.8%	124,833	7.9%	242,639	9.5%	294,652	8.4%	383,880	8.6%	
7	収入原価	869,006	16.2%	237,151	15.0%	415,623	16.3%	524,343	15.0%	733,453	16.4%	
8	給料賃金	1,179,838	22.1%	264,032	16.7%	465,792	18.3%	669,768	19.1%	837,000	18.7%	
9	法定福利費	91,632	1.7%	3,893	0.2%	3,701	0.1%	12,709	0.4%	67,617	1.5%	
10	福利厚生費	28,735	0.5%	6,500	0.4%	13,152	0.5%	13,645	0.4%	48,474	1.1%	
11	旅費交通費	94,497	1.8%	29,516	1.9%	36,567	1.4%	54,988	1.6%	84,186	1.9%	
12	通信費	34,157	0.6%	17,339	1.1%	19,633	0.8%	30,095	0.9%	30,412	0.7%	
13	接待交際費	76,498	1.4%	23,021	1.5%	37,927	1.5%	43,441	1.2%	103,969	2.3%	
14	水道光熱費	58,692	1.1%	40,237	2.5%	38,616	1.5%	48,502	1.4%	57,162	1.3%	
15	地代家賃	356,494	6.7%	194,356	12.3%	197,545	7.7%	292,000	8.3%	334,500	7.5%	
16	保険料	52,017	1.0%	15,238	1.0%	4,766	0.2%	12,267	0.4%	19,971	0.4%	
17	消耗品	126,811	2.4%	38,628	2.4%	48,345	1.9%	78,187	2.2%	108,532	2.4%	
18	修繕費	18,954	0.4%	4,660	0.3%	6,855	0.3%	12,720	0.4%	17,355	0.4%	
19	租税公課	52,067	1.0%	13,711	0.9%	22,131	0.9%	32,290	0.9%	35,480	0.8%	
20	リース料	94,199	1.8%	43,623	2.8%	50,966	2.0%	112,642	3.2%	99,613	2.2%	
21	減価償却費	294,101	5.5%	173,260	10.9%	248,634	9.8%	264,143	7.5%	167,152	3.7%	
22	諸会費	15,496	0.3%	17,303	1.1%	12,545	0.5%	15,785	0.5%	14,440	0.3%	
23	研修研究費	36,803	0.7%	11,192	0.7%	9,480	0.4%	19,156	0.5%	19,629	0.4%	
24	広告宣伝費	88,723	1.7%	33,651	2.1%	52,191	2.0%	64,899	1.9%	51,520	1.1%	
25	利子割引料	41,126	0.8%	40,599	2.6%	34,398	1.3%	47,235	1.3%	29,936	0.7%	
26	雑費	224,944	4.2%	116,449	7.4%	114,595	4.5%	168,945	4.8%	206,490	4.6%	
27	開業費償却	20,739	0.4%	14,007	0.9%	12,518	0.5%	26,338	0.8%	40,900	0.9%	
28	経費合計	2,986,521	55.8%	1,101,217	69.6%	1,430,358	56.1%	2,019,754	57.7%	2,374,337	52.9%	
29	差引金額	1,493,727	27.9%	244,076	15.4%	703,827	27.6%	956,723	27.3%	1,377,610	30.7%	
30	専従者(役員)給与	322,571	6.0%	14,333	0.9%	108,370	4.3%	183,198	5.2%	334,759	7.5%	
31	所得金額	1,171,155	21.9%	229,743	14.5%	595,456	23.4%	773,525	22.1%	1,042,851	23.2%	
32	措置法差額	52,668	1.0%	57,785	3.7%	98,159	3.8%	74,721	2.1%	95,492	2.1%	
33	申告所得	1,118,487	20.9%	171,958	10.9%	497,297	19.5%	698,805	20.0%	947,359	21.1%	

11		14		8		8		7		20	
500万円台平均	比率	600万円台平均	比率	700万円台平均	比率	800万円台平均	比率	900万円台平均	比率	1000万円超平均	比率
45.5%		57.1%		75.0%		87.5%		85.7%		95.0%	
3,721,342	67.4%	4,525,034	69.5%	4,681,520	63.0%	4,889,188	56.8%	7,057,705	74.2%	7,808,450	58.2%
1,711,866	31.0%	1,906,157	29.3%	2,619,690	35.3%	3,596,845	41.8%	2,283,072	24.0%	5,383,740	40.2%
91,978	1.7%	76,252	1.2%	124,716	1.7%	118,032	1.4%	170,750	1.8%	214,591	1.6%
5,525,185	100.0%	6,507,443	100.0%	7,425,926	100.0%	8,604,064	100.0%	9,511,527	100.0%	13,406,781	100.0%
379,451	6.9%	489,800	7.5%	596,301	8.0%	761,234	8.8%	561,539	5.9%	1,080,274	8.1%
552,156	10.0%	538,892	8.3%	667,126	9.0%	752,176	8.7%	718,376	7.6%	1,218,367	9.1%
931,607	16.9%	1,028,692	15.8%	1,263,427	17.0%	1,513,410	17.6%	1,279,915	13.5%	2,298,641	17.1%
1,099,129	19.9%	1,516,536	23.3%	1,522,190	20.5%	2,041,997	23.7%	2,160,289	22.7%	3,550,121	26.5%
67,348	1.2%	109,470	1.7%	181,894	2.4%	239,331	2.8%	204,605	2.2%	367,317	2.7%
26,478	0.5%	29,182	0.4%	69,341	0.9%	32,074	0.4%	59,959	0.6%	53,363	0.4%
86,709	1.6%	95,033	1.5%	158,249	2.1%	158,499	1.8%	167,289	1.8%	265,711	2.0%
39,636	0.7%	36,618	0.6%	49,295	0.7%	48,614	0.6%	59,476	0.6%	59,907	0.4%
54,350	1.0%	105,028	1.6%	151,774	2.0%	103,156	1.2%	168,410	1.8%	139,821	1.0%
59,110	1.1%	71,086	1.1%	70,432	0.9%	72,624	0.8%	71,683	0.8%	107,090	0.8%
368,940	6.7%	378,260	5.8%	485,167	6.5%	484,426	5.6%	587,366	6.2%	712,954	5.3%
43,354	0.8%	49,558	0.8%	70,845	1.0%	97,067	1.1%	181,806	1.9%	216,517	1.6%
155,625	2.8%	173,886	2.7%	238,964	3.2%	223,637	2.6%	203,600	2.1%	293,185	2.2%
27,279	0.5%	17,490	0.3%	37,658	0.5%	61,055	0.7%	36,003	0.4%	31,914	0.2%
51,914	0.9%	66,588	1.0%	63,529	0.9%	119,616	1.4%	76,093	0.8%	143,249	1.1%
124,729	2.3%	37,481	0.6%	52,541	0.7%	132,736	1.5%	116,152	1.2%	183,311	1.4%
213,479	3.9%	343,472	5.3%	411,609	5.5%	520,388	6.0%	288,668	3.0%	546,643	4.1%
15,343	0.3%	11,107	0.2%	15,897	0.2%	18,511	0.2%	20,125	0.2%	20,262	0.2%
32,008	0.6%	38,175	0.6%	74,055	1.0%	71,835	0.8%	70,845	0.7%	121,082	0.9%
65,984	1.2%	127,903	2.0%	111,611	1.5%	108,687	1.3%	190,180	2.0%	218,646	1.6%
33,256	0.6%	41,684	0.6%	41,930	0.6%	52,729	0.6%	18,994	0.2%	61,001	0.5%
213,992	3.9%	376,946	5.8%	293,625	4.0%	274,008	3.2%	527,276	5.5%	384,875	2.9%
28,521	0.5%	0	0.0%	83,684	1.1%	0	0.0%	0	0.0%	6,820	0.1%
2,807,183	50.8%	3,625,504	55.7%	4,184,290	56.3%	4,860,991	56.5%	5,208,820	54.8%	7,483,790	55.8%
1,786,395	32.3%	1,853,248	28.5%	1,978,210	26.6%	2,229,663	25.9%	3,022,793	31.8%	3,624,350	27.0%
348,258	6.3%	376,363	5.8%	495,833	6.7%	500,000	5.8%	685,500	7.2%	884,958	6.6%
1,438,137	26.0%	1,476,885	22.7%	1,482,377	20.0%	1,729,663	20.1%	2,337,293	24.6%	2,739,392	20.4%
0	0.0%	0	0.0%	0	0.0%	0	0.0%	0	0.0%	0	0.0%
1,438,137	26.0%	1,476,885	22.7%	1,482,377	20.0%	1,729,663	20.1%	2,337,293	24.6%	2,739,392	20.4%

(橋本会計お客様データより)

4-4 診療収入別経営データ

番号	社　数 医院名 法人化率	182 総平均 36.3%	15 200万円以下平均 6.7%	36 200万円台平均 5.6%	40 300万円台平均 15.0%
34	平成21年平均診療日数	22.4	20.9	21.6	22.0
35	ユニット台数	3.4	2.3	2.7	3.0
36	歯科医師人数	1.5	1.1	1.1	1.2
37	歯科衛生士人数	1.5	0.4	0.8	1.1
38	その他スタッフ数	2.5	1.2	1.8	2.2
39	レセプト枚数	307	106	181	227
40	実日数	624	247	369	477
41	新患者数	32	12	22	28
42	再初診患者数	78	27	47	58
43	新患再初診比	2.42	2.27	2.14	2.12
44	診療点数	367,156	134,430	208,193	267,139
45	回数	2.11	2.47	2.07	2.14
46	1人点数	594	556	582	578
47	月平均診療収入	5,307,349	1,556,211	2,534,850	3,465,313
48	ユニットあたりの1日患者数	7.8	5.4	6.5	7.7
49	歯科医師1人あたりの収入	3,453,549	1,489,258	2,299,595	3,099,366
50	月平均自由診療	1,634,766	206,755	457,092	792,706
51	自費率	25.4%	12.9%	17.3%	22.8%
52	レセプト1件点数	1,245	1,372	1,180	1,232
53	1日あたり患者数	27.6	12.0	17.2	22.2
54	診療材料費率	7.2%	7.2%	6.7%	6.6%
55	外注技工費率	8.7%	7.8%	9.5%	8.4%
56	利益率	21.5%	10.8%	22.9%	22.2%

23	11	14	8	8	7	20
400万円台平均	500万円台平均	600万円台平均	700万円台平均	800万円台平均	900万円台平均	1000万円超平均
26.1%	45.5%	57.1%	75.0%	87.5%	85.7%	95.0%
22.4	22.3	23.2	23.3	23.4	22.9	24.3
3.2	3.7	3.7	3.8	4.3	5.0	5.4
1.4	1.4	1.6	1.9	2.4	2.0	3.0
1.4	1.5	1.9	1.8	2.3	2.7	3.1
2.4	2.3	2.9	2.9	2.4	3.1	4.8
284	320	351	388	402	561	675
580	627	735	793	879	1,052	1,314
27	29	37	36	37	53	68
75	94	85	88	85	147	166
2.83	3.22	2.33	2.44	2.27	2.78	2.45
336,480	376,224	458,935	472,580	499,624	689,691	785,871
2.13	1.96	2.21	2.07	2.11	1.85	1.98
588	608	639	600	607	676	606
4,478,291	5,494,353	6,515,916	7,353,034	8,660,300	9,157,701	13,292,764
8.5	7.8	8.3	9.4	8.7	8.6	10.0
3,680,865	4,452,343	4,175,697	4,900,226	3,694,714	4,950,713	5,196,851
1,102,356	1,731,900	1,927,225	2,626,556	3,663,337	2,260,350	5,436,739
24.0%	30.9%	29.2%	34.9%	41.8%	24.1%	40.1%
1,246	1,200	1,434	1,244	1,251	1,229	1,190
26.5	28.2	32.0	34.6	38.7	45.6	53.3
7.8%	6.9%	7.6%	8.0%	8.9%	5.9%	8.2%
8.6%	10.0%	8.3%	8.9%	8.7%	7.6%	8.4%
23.2%	25.8%	23.0%	20.2%	19.8%	23.7%	20.3%

（橋本会計お客様データより）

著者経歴
歯科会計の橋本会計
公認会計士・税理士　橋本　守

昭和32年7月　　岩手県盛岡市生まれ
昭和51年3月　　岩手県立盛岡第一高等学校卒業
昭和55年3月　　明治大学商学部商学科卒業
昭和55年9月　　公認会計士第二次試験合格
　　　　　　　　監査法人、公認会計士事務所をへて
平成8年9月　　 橋本会計設立開業現在に至る
　開業時より歯科医院の開業から事業承継業務に特化した会計事務所として活動している。これまでの歯科開業支援社数は約300社。現在は約220社の歯科医院の税務・会計顧問として業務を行っている。

歯科診療収入アップモデル

発行日	────2010年12月1日　第1版　第1刷
著者	────橋本　守
発行人	────牧野英敏
発行所	────株式会社デンタルダイヤモンド社

　　　　　〒101-0054
　　　　　東京都千代田区神田錦町1-14-13　錦町デンタルビル
　　　　　TEL 03-3219-2571(代)　FAX 03-3219-0707
　　　　　http://www.dental-diamond.co.jp/
　　　　　振替口座　00160-3-10768

印刷所────能登印刷株式会社

ⒸMamoru Hashimoto, 2010
落丁、乱丁本はお取り替えいたします。

●本書の複製権・翻訳権・上映権・譲渡権・公衆送信権（送信可能化権を含む）は㈱デンタルダイヤモンド社が保有します。
● JCOPY〈(社)出版者著作権管理機構　委託出版物〉
本書の無断複写は著作権法上での例外を除き禁じられています。複写される場合は、そのつど事前に、(社)出版者著作権管理機構（電話 03-3513-6969、FAX 03-3513-6979、e-mail：info@jcopy.or.jp）の許諾を得てください。